Inhalt

Susanne Schäfer

Der Feind in meinem Topf?

Schluss mit den Legenden
vom bösen Essen

GOLDMANN

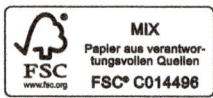

Verlagsgruppe Random House FSC® N001967

1. Auflage
Vollständige Taschenbuchausgabe Oktober 2016
Wilhelm Goldmann Verlag, München,
in der Verlagsgruppe Random House GmbH
Copyright © 2016 der Taschenbuchausgabe
Wilhelm Goldmann Verlag, München,
in der Verlagsgruppe Random House GmbH,
Neumarkter Str. 28, 81673 München
© 2015 der Originalausgabe
Hoffmann und Campe Verlag, Hamburg
Umschlaggestaltung: Uno Werbeagentur, München,
nach einem Entwurf von Sarah M. Hensmann, © Hoffmann und Campe Verlag
Umschlagfotos: Pogonici und Dejan Stanisavljievic/shutterstock.com
Satz: Uhl + Massopust, Aalen
Druck und Bindung: GGP Media GmbH, Pößneck
KW · Herstellung: IH
Printed in Germany
978-3-442-17587-1
www.goldmann-verlag.de

Besuchen Sie den Goldmann Verlag im Netz

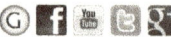

Einleitung

Wer heute Gäste zum Essen einlädt, führt vor dem Einkaufen am besten umfassende Gespräche. Längst muss er nicht nur berücksichtigen, dass der eine vegetarisch lebt und die andere vegan. Heute brauchen auch die Gäste mit echten oder gefühlten Intoleranzen gegen Laktose, Fruktose, Gluten oder Histamin ihr ganz individuelles Menü. »Käse kann ich nicht essen. Eindeutig Laktoseintoleranz, da brauche ich gar nicht erst den Arzt zu fragen.« – »Brot und Nudeln lass ich gerade vorsichtshalber weg. Dieses Gluten verträgt ja kaum noch jemand.« – »Geräucherter Schinken? Da verzichte ich lieber. Du weißt doch, das Histamin.«

Kürzlich sprach ich mit einer Bekannten, die mit jeder Essenseinladung auch gleich das geplante Menü herumschickt. »Einfach auf gut Glück zu kochen und die Gäste zu überraschen, habe ich schon lange aufgegeben«, erklärte sie mir. Einmal bekam die Bekannte von einem Paar diese Antwort gemailt: »Da können wir nur das Baguette essen und den Rotwein trinken.« Immerhin hatten die Gäste offenbar keine Angst vor Gluten und Histamin.

Wenn ihre Tochter die Freunde aus der Grundschule zum Kindergeburtstag einlädt, backt meine Bekannte zwei Kuchen –

einen mit und einen ohne Gluten. Inzwischen muss sie, um den Bedürfnissen der kleinen Gäste gerecht zu werden, nur noch einen kleinen normalen Kuchen backen, dafür einen umso größeren glutenfreien. Ich selbst nehme gerne Rücksicht auf alle Sorten von Ohne-Essern, aber manchmal möchte ich auch einfach das kochen, worauf ich Lust habe. Dann lege ich zuerst das Menü fest und lade anschließend die passenden Gäste ein.

Noch vor zehn Jahren waren Verdauungsvorgänge ein Tabuthema bei Tisch, heute breitet sich beim gemeinsamen Mahl die neue Innerlichkeit aus. Jedes Grummeln im Magen, jedes Zupfen im Bauch wird diskutiert und mit ernster Miene kategorisiert. Wer alles klaglos hinunterschluckt und verdaut, sitzt dazwischen wie ein Klotz: unsensibel, unreflektiert – kurz, von gestern.

Munter wird bei den Selbstdiagnosen Halb- und Unwissen durcheinandergewürfelt und weiterverbreitet. Dabei können selbst Laktoseintolerante die meisten Käsesorten problemlos essen, weil diese im Gegensatz zu unverarbeiteter Milch kaum Laktose enthalten. Glutenfreie Produkte haben für Menschen mit gesundem Stoffwechsel keinerlei Nutzen.

Selbstverständlich gibt es echte Allergien und Unverträglichkeiten, und wer unter ihnen leidet, braucht unbedingt Lebensmittel ohne die Stoffe, die ihm schaden können. Aber auch Gesunde, die gar keine Beschwerden haben, machen sich heute selbst zu sensiblen Essern – Unverträglichkeiten haben sich als Mode verselbstständigt.

Inzwischen hat der Trend, Nahrungsmittel zu verschmähen, sogar die Kindergärten erreicht. Die dreijährige Tochter eines

Kollegen erzählte zu Hause immer wieder von Spielkameraden in ihrer Hamburger Kita, die Nüsse, Joghurt oder Nudeln nicht mehr essen dürfen. Wie sie jeden Tag etwas Besonderes aus ihren Brotdosen holen, das nur für sie bestimmt ist. Manchen Mädchen und Jungs wärmen die Erzieher mittags sogar eigene Mahlzeiten auf. Eines Tages verkündete die Tochter meines Kollegen stolz: »Wenn ich Nüsse esse, kitzelt es so komisch auf meiner Zunge. Ich glaube, ich bin allergisch.« Man kann sie verstehen – auch sie will etwas Besonderes sein. Beim Elternabend mahnten die Kindergärtnerinnen etwas später an, Sonderbehandlungen beim Essen seien künftig nur noch gegen Vorlage eines ärztlichen Attests möglich, außerdem sei nicht jeder Diätwunsch erfüllbar.

Dass es manchmal auch die Eltern sind, die übervorsichtig mit ihren Kindern umgehen und sie so erst zu Patienten machen, erlebt Christine Behr-Völtzer, Professorin für Ernährungswissenschaft an der Hochschule für Angewandte Wissenschaft in Hamburg, in ihrer Ernährungsberatung. »Ein Vater kam zu mir und erzählte, sein Sohn vertrage Erdbeeren nicht in Kuchen, in Joghurt oder als Marmelade, wohl aber in Kombination mit Gelatine. Und ich sollte dann sagen, woran das liegt. Seine Beobachtungen erinnerten schon fast an eine wissenschaftliche Versuchsreihe.« Viele Menschen, die bei Christine Behr-Völtzer Rat suchen, haben echte Unverträglichkeiten, andere fürchten sich ohne erkennbaren Grund vor dem Essen. »Auch Gesunde haben oft unheimliche Ängste – vor Geschmacksverstärkern, vor Pestiziden oder vor einzelnen Lebensmitteln wie Milch, weil sie gehört haben, die sei nur für Babys geeignet, aber nicht für

Erwachsene.« Andere hielten sich streng an Diäten wie die makrobiotische Ernährung, die fettarme und ballaststoffreiche Kost vorsieht. »Manchmal kommt es mir vor, als würden sie sich einer Art Heilslehre unterwerfen.«

Dass die freiwilligen Ernährungsasketen schon in der breiten Masse der Bevölkerung angekommen sind, lässt sich mit Zahlen belegen: 23 Prozent der Deutschen verzichten laut einer Umfrage, die *Spiegel Online* in Auftrag gab, auf bestimmte Lebensmittel, weil sie glauben, diese nicht zu vertragen.[1] Demnach schränken sich 11 Prozent bei Rotwein, Käse und diversen Fisch- und Fleischprodukten wegen des darin enthaltenen Histamins ein. Ob es eine Histaminintoleranz überhaupt gibt, gilt in der medizinischen Fachwelt jedoch noch als unklar. 9 Prozent der Deutschen gaben an, das Getreideprotein Gluten zum Teil oder ganz zu meiden – obwohl nur etwa 0,3 Prozent tatsächlich an Zöliakie leiden, einer Erkrankung, die Betroffene zum strengen Verzicht auf Gluten zwingt. Ob zusätzlich eine Glutensensitivität existiert, ist unter Wissenschaftlern ebenfalls hoch umstritten. 13 Prozent gaben an, andere Nahrungsmittel wie Erdnüsse nur eingeschränkt oder gar nicht zu essen. An Lebensmittelallergien leiden nach offiziellen Angaben aber nur etwa 2 bis 3 Prozent. Mehrere Studien haben bereits belegt: Auch wenn Menschen fest davon überzeugt sind, überempfindlich auf Lebensmittel zu reagieren, bestätigen Tests dies oft nicht.[2]

Viele lassen sich bereitwillig einreden, glutenfreie und laktosefreie Lebensmittel seien generell besonders gut für sie – auch für diejenigen, die gar keine Nahrungsmittelintoleranz haben. Obwohl das nicht stimmt, entsteht hier seit einigen Jahren ein riesiger Markt. Etwa dreimal so viele Menschen wie noch 2007 kaufen heute laktosefreie Produkte, hat die Gesellschaft für Konsumforschung (GfK) herausgefunden. Und das, obwohl die meisten von ihnen gar nicht an einer Laktoseintoleranz leiden. In den USA will schon jeder Dritte Gluten in der Ernährung reduzieren oder sogar ganz darauf verzichten.[3] Nahrungsmittel bewirbt man heute am liebsten damit, was sie *nicht* enthalten. Und egal ob der böse Stoff Milchzucker oder Gluten, Aroma oder Geschmacksverstärker heißt, wird gerade ganz gezielt die Nachfrage gesteigert. Den Herstellern ist es gelungen, die »Frei von«-Hinweise auf den Packungen (in der Marketing-Sprache »Clean Labels«) als Symbole für Natürlichkeit, Reinheit und eine besonders hohe Qualität aufzuladen. Und uns im Umkehrschluss zu suggerieren, ohne diese Produkte setzten wir fahrlässig unser Wohlbefinden – und das der anderen – aufs Spiel.

Warum sind wir bereit, für Lebensmittel, die uns keinen Nutzen bringen, das Doppelte oder Dreifache zu zahlen? Weil wir glauben, dass wir durch die richtige Ernährung zu besseren Menschen werden – gesundheitlich, marktwirtschaftlich und spirituell. Es sind gleich mehrere gesellschaftliche Entwicklungen, die sich die Strategen der Medizin- und Lebensmittelindustrie zunutze machen: Jeder ist heute aufgefordert, seinen Körper und seine Seele zu pflegen, um morgen und bis ins hohe Alter gesund, fit und leistungsfähig zu bleiben. So ist ein regelrechter Kult der Innerlichkeit entstanden. Wir gehen so achtsam mit uns um, dass wir ein Zwicken im Bauch schnell als Alarmsignal deuten. Die Ernährung dient uns dabei als eine Art Ersatzreligion. Sie verspricht Heil für Körper und Seele, und wer mit Pommes gesündigt hat, findet Vergebung in Detox-Kuren und »Frei von«-Produkten. In der Kantine gedünstetes Gemüse zu nehmen statt der Bratwurst demonstriert zudem: Ich bin diszipliniert und trage Verantwortung, auf mich und meine Leistung kommt es an. Und festigt damit seinen sozialen Status.

In diesen Strukturen verfangen wir uns leicht. Wir halten uns für besonders kritisch und aufgeklärt, weil wir zu wissen meinen, dass wir mit Pestiziden, Zusatzstoffen und jetzt auch noch mit Laktose, Fruktose und Gluten vergiftet werden. Dabei machen uns gerade diese undifferenzierten Ängste zur leichtgläubigen Kundschaft für diejenigen, die daran gut verdienen. Ärzte, Labore und Heilpraktiker ermitteln mit obskuren Tests ganze Listen an Lebensmitteln, die uns angeblich schaden. Selbsternannte Wissenschaftler schüren mit Büchern namens *Weizenwampe* oder *Dumm wie Brot* unsere Angst vor Grundnahrungsmitteln – und wir machen sie dafür zu Bestsellerautoren. Die Lebensmittelindustrie freut sich über unsere neuen Empfindlichkeiten und füllt im Supermarkt ganze Regale mit »Frei von«-Produkten für »Ernährungssensible«. Und wir sind noch dankbar, dass uns jemand dabei hilft, unsere Gesundheitspflichten zu erfüllen und eine ganz individuelle Ernährungsidentität auszubilden.

Weizenesser sterben früher, Gluten verklebt den Körper von innen, und Milch macht sowieso krank – all den dramatisierten Unsinn, den Buchautoren, Blogger und Unternehmen verbreiten, darf man getrost ignorieren. Wir sollten uns nicht länger von einer selbsternannten Ernährungspolizei die Lust am Essen verderben lassen, sondern die Gelassenheit wiederentdecken. Denn nie war gute und gesunde Ernährung so einfach wie heute.

WIR SENSIBELCHEN

1

Sehnsucht nach damals

Unser Essen erscheint heute vielen als Bedrohung. Wir fürchten, schleichend durch all das vergiftet zu werden, was die Lebensmittelindustrie uns ins Essen mischt. Weil wir an der Qualität unserer Lebensmittel zweifeln, träumen wir uns zurück in eine kulinarische Vergangenheit, in der die Nahrung noch gut und natürlich war. Dann wären wir gerne ein bisschen wie die edlen Wilden aus der Steinzeit, die am Lagerfeuer Mammutschenkel grillten. Und übersehen dabei, dass unsere Nahrung in Wirklichkeit gerade jetzt so sicher, vielfältig und im Überfluss vorhanden ist wie nie zuvor.

Oma wusste noch, wie es geht. Auf dem Bauernhof um die Ecke holte sie ein Huhn und dazu Rübchen, die der Bauer gerade erst aus dem Acker gezogen hatte – frei von Pestiziden, dafür voller Nährstoffe und Aromen. Am heimischen Herd bereitete sie daraus nach ihrem ganz eigenen Rezept eine Suppe, die sie drei Tage lang kochen ließ. Direkt vom Acker in den Topf, ohne dass die Industrie Chemie hineinpanschen konnte. Vielleicht hatte sie sogar das weiße Haar zum Dutt gebunden und ein Häubchen aufgesetzt, die ideale Oma.

Solche Bilder mag ich. Als die Regionalküche vor ein paar

Jahren vergessene Gemüsesorten aus Großmutters Zeiten wiederentdeckte, darunter sympathisch klingende Geschöpfe wie einen Grünkohl namens Ostfriesische Palme, gefiel mir das so gut, dass ich unbedingt auf meiner Fensterbank selbst alte Sorten säen und die Rückkehr der Urmöhre feiern wollte. Wenn ich die Außenseiterkartoffel Augsburger Gold zu Püree stampfte, freute ich mich, dass ich ihr im Kampf gegen die Übermacht der ewigen Sieglinde helfen konnte. Ein besonders gutes Gefühl gab mir der Gedanke, dass mich all das ehrliche Essen von irgendwann damals nicht vergiftet, weil da ja noch nicht so viel Chemie war.

Natürlich ist besser als Künstlich, und deshalb ist Alt besser als Neu – so denken im Moment viele. Manche lassen sich von ihrer Nostalgie noch weiter zurücktreiben als bis zu Omas Zeiten, in eine noch fernere, also noch bessere kulinarische Vergangenheit. Bei den Azteken haben sie das neue Superfood entdeckt: Chia-Samen, die für ihre Ballaststoffe, Antioxidantien und Omega-3-Fettsäuren gelobt werden. »In Deutschland sind Chia-Samen noch Exoten, in Südamerika hingegen wurden sie schon vor Tausenden von Jahren von den Azteken als Grundnahrungsmittel und Heilsamen verwendet«, schreibt das Onlinemagazin *Eat Smarter*.[1] Andere Medizinportale schwärmen von den Heilkräften der Wundersamen und ihrer Fähigkeit, Giftstoffe abzubauen oder, etwas martialischer, einen Krieger 24 Stunden lang kampfbereit zu halten (schon zwei Esslöffel genügen). Noch wichtiger als der Hinweis auf die einzelnen Nährstoffe scheint die Rahmenhandlung zum neuen Ernährungswunder zu sein. In den Berichten heißt es immer wieder, schon das Urvolk der Azteken habe von den Zauberkräften der Samen gewusst, ein jahrtausendealtes Wissen sei wiederentdeckt worden. Dass die Azteken gar keine so alte Kultur sind, sondern etwa zwischen dem 14. und dem 16. Jahrhundert existierten, spielt für die Mythenbildung keine Rolle. Geschichten von der uralten Weisheit, die vergessen war, wiedergefunden wurde und an der wir teilhaben dürfen, scheinen uns zu faszinieren.

Andere sehnen sich gleich zurück in die Steinzeit, zu den Anfängen der Menschheit, als das Essen noch richtig ursprünglich war. Schließlich macht uns der Jäger und Sammler vor, wie menschliche Ernährung eigentlich geht: Statt Käsebrot gab es bei ihm frisch erlegtes Tier mit selbstgepflückten Nüssen und Beeren. In kalifornischen Supermärkten werden schon ganze Salatbars mit dem Begriff »Paläo« gekennzeichnet. Auch in Deutschland findet die Ernährungsmode Anhänger: In Onlineforen tauschen sich Menschen darüber aus, wie viel schöner, gesünder und glücklicher sie schon sind, seit sie Steinzeitdiät machen. Edeka schreibt auf seiner Internetseite über Möhren: »Schon in der Steinzeit schätzte man das Gemüse als sehr nahrhaft.« Und in Berlin kocht das Restaurant Sauvage für die Anhänger der Paläo-Diät. Das bedeutet, dass vor allem sehr viel nicht gekocht wird: kein Gluten, auch sonst kein Getreide, keine Milchprodukte, nicht einmal pflanzliche Öle. Stattdessen gibt es »Natur Pur, so wie es der Mensch schon seit Millionen Jahren macht«. Serviert werden zum Beispiel Steaks (nicht zwangsläufig roh), Süßkartoffel-Gnocchi und Maniok-Brot.

Trotz meiner grundsätzlichen Offenheit für nostalgische Romantisierungen komme ich irgendwo zwischen Azteken und Steinzeitmenschen an den Punkt, an dem ich mich frage: Kann es sein, dass wir ein bisschen übertreiben? Je mehr wir die Vergangenheit verklären, desto mehr werten wir die Ernährungsgegenwart ab. Sorgsam pflegen wir unsere Empfindlichkeiten, Ängste und Irrationalitäten, betrachten unsere Nahrung als potenzielle Bedrohung und meiden ganze Gruppen von Nahrungsmitteln kategorisch – auch dann, wenn das medizinisch gar nicht notwendig ist. Konzentrieren wir uns vielleicht so sehr darauf, was an unserem Essen schlecht sein könnte, dass wir übersehen, in welchem Schlaraffenland wir eigentlich leben? Und zwar jetzt, nicht zu einem diffusen Damals.

Natürlich kann man an der modernen konventionellen Landwirtschaft einiges kritisieren: Mit Monokulturen und Düngemitteln schadet sie der Umwelt, Tiere werden unter unwürdigen Bedingungen gehalten. Richtig ist auch, dass es heute nur wenige Obst- und Gemüsesorten in die Supermärkte schaffen – nämlich vor allem jene, die so zurechtgezüchtet sind, dass sie sich mit großen Maschinen ernten lassen und lange Transportwege und Lagerzeiten überstehen. Aber vielen Fortschrittsskeptikern geht es gar nicht um all das, sondern um ihr eigenes Wohl. Auch Menschen, die körperlich gut dabei sind, fürchten, von der Agrarwirtschaft und der Lebensmittelindustrie mit Pestiziden, Dioxin, Geschmacksverstärkern, Konservierungsstoffen und Gluten vergiftet und mit nährstoffleerem Gemüse geschwächt zu werden.

Alles voller Gift?

Ein Blick in die Statistiken bestätigt die grassierende Furcht vor dem Essen. »Welche Themen sind für Sie persönlich die größten gesundheitlichen Risiken des Verbrauchers?«, fragten Marktforscher im Auftrag des Bundesinstituts für Risikobewertung in einer Studie. An erster Stelle nannten die Teilnehmer Ängste aus dem Bereich Umweltverschmutzung, Strahlung und Klimawandel, gleich an zweiter Stelle folgten Lebensmittel – knapp ein Drittel der Deutschen betrachtet unsere Nahrung als eine der größten Gefahren für die Gesundheit.[2] Eine andere Erhebung ergab, dass gut 70 Prozent der EU-Bürger beunruhigt sind wegen möglicher Pestizidrückstände im Essen, fast genauso viele sorgten sich um Antibiotika oder Hormone im Fleisch oder um Schadstoffe wie Dioxin und Quecksilber.[3] Selbst unsere Nostalgie lässt sich in Zahlen erfassen: Mehr als 40 Prozent der Deutschen fürchten, dass Lebensmittel heute generell weniger gesund und stärker mit Schadstoffen belastet sind als noch vor 20 Jahren.[4]

Generell lässt sich sagen, dass wir mit unserer Einschätzung der Risiken, die von Lebensmitteln ausgehen, oft danebenliegen. Denn die Mechanismen, mit denen wir Gefahren im Alltag bewerten, sind alles andere als rational. Wissenschaftler nennen das, was dann in unseren Köpfen vorgeht, »intuitive Toxikologie«: Nehmen wir ein vermeintliches Risiko neu wahr, halten wir es leicht für eine besonders große Gefahr – siehe Gluten –, altbekannte Gesundheitsrisiken wie Salmonellen treiben uns dagegen weniger um. Vom Menschen verursachte Risiken, zum Beispiel den Zusatz von Konservierungsstoffen, empfinden wir oft als bedrohlich, natürliche Risiken wie Pflanzengifte unterschätzen wir dagegen. Haben wir das Gefühl, dass wir eine Gefahr selbst kontrollieren können, etwa Keime durch Küchenhygiene, fürchten wir uns in der Regel nicht. Gerade das zeigt aber, dass unsere Wahrnehmung manchmal täuscht, denn Lebensmittelvergiftungen durch mangelnde Küchenhygiene gehören in Europa zu den häufigsten Erkrankungen, die durch Nahrungsmittel verursacht werden.

Ein weiteres Beispiel: Gehen wir ein gesundheitliches Risiko freiwillig ein, halten wir es tendenziell für ungefährlich – und grillen Steaks schwarz –, werden wir diesem dagegen unfreiwillig ausgesetzt, überschätzen wir die Gefahr.[5] Gerade im letzten Punkt erkenne ich mich selbst gut wieder: Es kommt vor, dass ich einen Apfel gründlich mit heißem Wasser abspüle, so wie ich es von Greenpeace gelernt habe, weil dann die Pestizide am besten abgehen. Kurz darauf aber entferne ich im Bad – freiwillig – den Nagellack von meinen Fingern und habe dabei nicht einmal das Bedürfnis, das Fenster zu öffnen. Dabei weiß ich aus diversen Recherchen, dass in Deutschland schon seit Jahren kaum mehr Rückstände von Pflanzenschutzmitteln oberhalb der zulässigen Höchstmengen auf Obst und Gemüse gefunden werden. Auf meinem Nagellackentferner jedoch steht, er bestehe hauptsächlich aus Ethylacetat. Über den Stoff heißt es in einer Chemie-Datenbank, er werde »inhalativ gut aufgenommen« und dann »weitermetabolisiert«. Außerdem: »In hohen, fast letalen Konzentrationen wirkt Ethylacetat narkotisch und schädigt die Lunge. Zielorgane im Tierversuch nach wiederholter Exposition gegenüber subnarkotischen Konzentrationen sind Lunge, Leber, Niere und Milz.« Auch von einem »tödlich verlaufenen Fall einer berufsbedingten inhalativen Exposition« ist die Rede.[6] Aber Hauptsache, ich wasche den Apfel gut ab.

Technische Entwicklungen tragen zusätzlich zur Verwirrung bei. »In den vergangenen Jahrzehnten sind die Messinstrumente immer genauer geworden«, sagt Mark Lohmann vom Bundesinstitut für Risikobewertung. Inzwischen könne man schon geringste Konzentrationen von Schadstoffen in Lebensmitteln feststellen, selbst wenn das Verhältnis dem eines Stücks Würfelzucker im Bodensee entspricht. »Das heißt aber nicht, dass die entdeckten Stoffe in geringer Menge schädlich sind, und auch nicht, dass sie früher nicht da waren. Vielleicht konnte man sie nur noch nicht messen.«

Die Kombination aus verzerrter Risikowahrnehmung, der Sehnsucht nach dem ursprünglichen Leben und echten Lebensmittelskandalen ist ein fruchtbarer Boden für Mythen rund um die Ernährung damals und heute. Diese haben sich verselbstständigt und Ängste verstärkt. Es lohnt sich, einmal genau nachzufragen, welche Sorgen berechtigt sind und welche nicht.

So viel vorab: Bei näherer Betrachtung stellen sich viele Ängste zum Glück als etwas überzogen heraus – und manche Zeichnungen der Vergangenheit als ein bisschen sehr rosig.

Omas geheime Pülverchen

Ich fange mal in meiner eigenen Essbiographie an, den Nebel der Nostalgie zu lichten. Meine Oma kochte auch gut, ich erinnere mich an buttrige Bratkartoffeln und sahnigen Gurkensalat. Aber das, was mir als Kind bei Oma immer am allerbesten schmeckte, stand im Küchenschrank. Wenn ich den Hocker dorthin schob, kam ich alleine dran: an den gelben Streuer mit dem roten Schriftzug »Fondor«. Das Pulver darin war ziemlich pures Glutamat. Ich schüttelte etwas davon in meine Handfläche und leckte es ab. Damit konnte ich mich eine Weile beschäftigen. Ich habe Grund zu der Annahme, dass meine Oma nicht die Einzige war, die bei der Suppe ein wenig nachhalf: Schon 1908 brachte Maggi den ersten Brühwürfel auf den Markt, er verkaufte sich gut.[7]

Die große Vielfalt von Lausitzer Nelkenapfel, Teltower Rübchen und Kesselheimer Zuckererbse, die heute so viele von einem Fantasie-Früher schwärmen lässt, war bis vor einigen Jahrzehnten, wenn überhaupt, nur zur Erntezeit und kurz danach verfügbar. Saisonal und regional zu kochen ist toll, aber nur, wenn es auch etwas gibt. Wer sich einen langen deutschen Winter mit Kohl und noch mehr Kohl vergegenwärtigt, dem vergeht vielleicht schon bei diesem Gedanken der Appetit auf Damals. Früchte können die Deutschen erst das ganze Jahr über essen, seit diese im großen Stil importiert oder in Kühlhäusern gelagert werden. Gerade dank geschlossener Kühlketten und optimierter Lagermethoden behalten Obst und Gemüse ihre Nährstoffe. Und doch befremdet manche Nostalgiker die Vorstellung, dass Äpfel monatelang in anonymen Hallen konserviert werden. Sie träumen sich zurück in Omas Keller, wo die Kartoffeln, Äpfel und Rüben feucht und kühl in Kisten lagerten und vor sich hin dufteten.

Ein Bekannter erzählte mir kürzlich vom Vorratskeller seiner Großeltern. Da habe es immer dieses Pulver gegeben, erinnerte er sich. Streu mal die Kartoffeln damit ein, wurde ihm als Kind aufgetragen, aber pass auf, dass es nicht auf die Finger kommt! Später fand er heraus, dass es sich bei dem Pulver um ein Mittel handelte, das die Kartoffeln vom Keimen abhält. Solche Präparate, die seit den fünfziger Jahren eingesetzt werden, enthalten meist Chlorpropham, das bei Hautkontakt eine ätzende Wirkung hat. In hoher Dosierung geschluckt oder eingeatmet kann der Stoff Organe schädigen und vermutlich Krebs erzeugen. Die zugelassene Höchstmenge für Rückstände auf den Kartoffeln ist so berechnet, dass sie beim Verzehr nicht schadet.[8] Bis zum Jahr 2001 waren solche Mittel frei verkäuflich, auch an Omas mit Kartoffelkeller. Heute dürfen nur noch Unternehmen Keimhemmer mit Chlorpropham verwenden. »Da Kartoffeln im nichtgewerblichen Bereich auch bei größter Sorgfalt von Hand nicht gleichmäßig einzupudern sind, können einzelne Knollen hohe Rückstände aufweisen«, schreibt mir Nina Banspach, Sprecherin des Bundesamts für Verbraucherschutz und Lebensmittelsicherheit. Deshalb habe man beschlossen, dass Privatleute diese Mittel nun nicht mehr kaufen dürfen – im Gegensatz zu früher. Ganz so wildromantisch und natürlich ging es also auch in Omas Keller nicht zu.

Die Geschichte von den verlorenen Nährstoffen geht so: Weil die Agrarindustrie die Böden auszehrt, bilden sich in Obst und

Gemüse kaum mehr Vitamine, Mineralstoffe und sekundäre Pflanzenstoffe. Klingt plausibel, stimmt aber nicht. »Richtig ausgelaugt würden die Böden nur, wenn ein Landwirt jahrzehntelang die gleiche Pflanze darauf anbauen würde, das tut aber keiner. Und wenn es zu einer leichten Ermüdung des Bodens kommt, hat das keinen großen Einfluss auf die Nährstoffe in dem Obst und Gemüse, das darauf wächst«, sagt Günter Schumann, der am Julius-Kühn-Institut das Institut für Züchtungsforschung an gartenbaulichen Kulturen leitet. So können Düngemittel zum großen Teil Nährstoffverluste in Böden ausgleichen, neben der Bodenqualität beeinflussen auch Licht, Luft und Wasser den Nährstoffgehalt in Obst und Gemüse. Das bestätigen Untersuchungen des Max-Rubner-Instituts zu Äpfeln. Ein Vergleich der Jahrgänge 1988 bis 2009 zeigt, dass der Anteil an Vitamin C stark schwankt, aber nicht kontinuierlich abnimmt.

Dass sich der Mythos vom innerlich erschlafften Gemüse trotzdem so hartnäckig hält, mag damit zusammenhängen, dass die Hersteller von Vitaminpillen ihn erfolgreich kultivieren. »Ausgelaugten Böden können auch noch so gesunde Pflanzen nur spärlich ausreichend Mineralstoffe entziehen. Entsprechend mineralstoffarm können auch Obst und Gemüse sein, wenn sie auf ausgelaugten Böden angebaut werden«, heißt es auf der Internetseite eines Anbieters.[9] Die Firma empfiehlt, man solle die entstandenen Defizite durch Nahrungsergänzungsmittel ausgleichen. Solche Pillen, die medizinisch hoch umstritten sind, kann der Leser gleich im Online-Shop erwerben.

Urmenschen tranken keine Milch

In unserer Vorstellung ging es auch bei unseren ganz alten Vorfahren wunderbar natürlich zu – wenn wir uns ausmalen, wie das Steinzeitmädchen im Fellrock über Sommerwiesen streift, wilde Beeren von den Sträuchern pflückt und gegen den kleinen Hunger zwischendurch ein Nüsschen zerknurpst, bevor sie abends gemeinsam mit den anderen edlen Wilden am Lagerfeuer Mammut grillt. In Wirklichkeit kaute sie wohl auch auf Käfern und Schnecken, die schließlich eine weniger begrenzte Saison haben als Beeren und Nüsse. Aber ein solches Ausmaß an Realität ist in unserer Steinzeitfolklore nicht vorgesehen.

Nicht ganz klar ist mir, wann genau die Paläo-Romantiker den ultimativen menschlichen Naturzustand verorten: bevor der Mensch lernte, Feuer zu machen? Dann fiele die gesamte Lagerfeuer-Fantasie weg. In den ganz alten Zeiten zogen die verlausten Urmenschen höchstwahrscheinlich in kleinen Horden durchs Land, Lagerplätze richteten sie nur vorübergehend ein. Vermutlich steckten sie sich Gräser, Nüsse, Samen und Wurzeln gleich dort, wo sie diese fanden, in den Mund.[10]

Und wilde, pflanzliche Rohkost bedeutet harte Arbeit: viel zähes, sperriges Gehölz im Mund, auf dem man lange kauen muss. Der Harvard-Anthropologe Richard Wrangham glaubt, dass unsere frühen Vorfahren sich ähnlich ernährten wie wilde Schimpansen heute. Dass die Tiere mal eine leckere Beere finden, ist eher die Ausnahme. Den größten Teil des Tages verbringen sie damit, faserige Wildpflanzen zu suchen – und ausdauernd darauf zu kauen, um sie irgendwie genießbar zu machen. Um das Lebensgefühl nachzuempfinden, habe er einen Selbstversuch unternommen, erzählte Wrangham einem Reporter der *New York Times.*[11] In den siebziger Jahren habe er als junger Forscher eine Weile in Tansania verbracht, um Schimpansen zu beobachten. Er fragte seine damalige Projektleiterin Jane Goodall, ob er eine Weile wie ein Schimpanse leben dürfe. Eigentlich wollte er ganz authentisch sogar nackt losziehen, aber das ging Jane Goodall zu weit. Er solle wenigstens einen Lendenschurz tragen, sagte sie. Wrangham aß, was er unterwegs fand. Und behielt vor allem eines in Erinnerung: Er hatte die meiste Zeit schlimmen Hunger.

Der Urzustand war also keineswegs der Idealzustand. Einen evolutionären Sprung erlebte die Menschheit, als sie lernte, Feuer zu machen und Nahrung zu kochen, sagt Wrangham. Das Essen wurde auf diese Weise weicher, sodass das grobschlächtige Gebiss des Steinzeitmenschen sich langsam zurückbilden konnte. Es wurde sicherer, weil man Parasiten und Keime abtöten konnte. Und es lieferte mehr Energie, weil der Körper weniger Verdauungsarbeit leisten muss, um gekochte Nahrung zu verwerten – ein großer Vorteil, wenn man permanent damit beschäftigt ist, genug zu sammeln und zu jagen, um überhaupt zu überleben.

Die Nahrungsbeschaffung blieb über Jahrtausende hinweg ziemlich anstrengend. Der amerikanische Anthropologe George Frison macht sich in seinem Buch *Survival by Hunting* über die naiven Vorstellungen seiner Studenten lustig. Auf die Frage, wie die Menschen das mit dem Jagen wohl angestellt hätten in prähistorischen Zeiten, antworteten die gemeinhin: »Wenn sie Hunger bekamen, ging einer los und tötete einfach einen Bison, oder was für ein Tier auch immer sie an dem Tag als Ziel aussuchten, und brachte es zurück ins Lager.« Dann breitet der Wissenschaftler ein ganzes Buch lang aus, wie die Jagd vor einigen tausend Jahren bei paläoindianischen Jägern und Sammlern in Nordamerika wohl eher ablief.[12] Er rechnet vor, dass die Menschen praktisch ununterbrochen jagen mussten, um überleben zu können. Um an Bisonfleisch zu kommen, mussten sich wahrscheinlich mehrere Gemeinschaften zusammentun, damit sie das Tier in eine Falle hetzen und dort töten konnten. Ein einziges Tier zu jagen und ins Lager zu bringen konnte mehrere Tage dauern.[13] Trockene Sommer und harte Winter reduzierten zum Beispiel in den Rocky Mountains oft drastisch die Anzahl der Tiere, die in der Gegend lebten. »Folglich mussten prähistorische Gruppen von Menschen sich auf das Schlimmste gefasst machen und auf das Beste hoffen.«[14] Gerade im Winter war es oft schwierig, überhaupt satt zu werden. Wenn es nichts zu jagen und nichts zu sammeln gab, mussten die Menschen gelagerte Reste essen, solange es welche gab. Die Nahrung aufzubewahren muss ein Riesenproblem gewesen sein. Nordamerikanische Urmenschen versuchten, Fleisch und Pflanzen zu trocknen und so haltbar zu machen. Doch es war schwierig, einen geeigneten Ort für die Lagerung zu finden. Wenn die getrockneten Nahrungsmittel feucht wurden, verdarben sie. Oder wilde Tiere fraßen die Vorräte auf. Einige Raubtiere sind sehr gut darin, Fleisch aufzuspüren. Und selbst wenn man das Essen vergrub, buddelten Bären, Wölfe, Kojoten oder Nagetiere es einfach wieder aus.[15]

Die Anhänger der Steinzeitdiät argumentieren, die Gattung

Homo habe sich über Jahrmillionen von viel Fleisch ernährt, aber nur von sehr wenig Getreide und praktisch keiner Milch. Erst vor etwa 10 000 Jahren begann der Mensch, Ackerbau und Viehzucht zu betreiben und in der Folge viel Getreide und Milchprodukte zu verzehren. Und erst im 20. Jahrhundert wuchs der Anteil schnell verwertbarer Kohlenhydrate in Form von Zucker, weißem Mehl und geschältem Reis. Aus evolutionärer Sicht seien 10 000 Jahre eine kurze und 100 Jahre eine sehr kurze Zeit, argumentieren die Paläo-Esser. So schnell könne man sich allein durch natürliche Auslese nicht anpassen. Folglich sei es unnatürlich, Milch zu trinken. Tatsächlich zeigt aber gerade dieses Beispiel, dass die Argumentation nicht überzeugend ist. Ursprünglich konnte der Mensch genetisch bedingt nur in den ersten Lebensjahren Milchzucker verdauen, was für ein Säugetier wichtig ist. Nach dem Abstillen verlor er diese Fähigkeit. Erst als der Mensch begann, Kühe zu halten und zu melken, hatten diejenigen einen enormen Überlebensvorteil, die Milch auch als Jugendliche und Erwachsene noch vertrugen. Dank Eiweiß, Fett und Kohlenhydraten konnten sie schnell Kalorien aufnehmen. So verbreitete sich innerhalb weniger Generationen in der Bevölkerung eine zuvor bedeutungslose genetische Mutation, die es ermöglicht, das Enzym Laktase zu produzieren. Dieses spaltet den Milchzucker und macht ihn verdaulich.

Vor allem in Gegenden, in denen viel Viehzucht betrieben wurde, konnten immer mehr Menschen Laktose verdauen, zum Beispiel in Mittel- und Nordeuropa. Diese Entwicklung dauerte nur etwa 5000 Jahre, hier liefen evolutionäre Prozesse also sehr schnell ab. In Deutschland vertragen heute etwa 85 Prozent der

Bevölkerung Laktose. In vielen Gegenden Asiens sind dagegen auch heute noch fast alle Menschen laktoseintolerant. Milch zu trinken ist also keineswegs unnatürlich. Wer die genetische Variante hat, verträgt Laktose – und wer nicht, der nicht.

Als der Mensch sesshaft wurde und begann, Ackerbau und Viehzucht zu betreiben, hatte er auch einen besseren Zugang zu Kohlenhydraten in Form von Getreide und Milch. Das schadete ihm nicht, im Gegenteil: Die Ackerbauern und Viehzüchter brachten etwa viermal so viele Kinder durch wie die Jäger und Sammler. Das verlieh ihnen einen so hohen Status, dass manche Menschen aus nicht sesshaften Gruppen sich bemühten, in diese Gesellschaften einzuheiraten, wie Joachim Burger, Professor für Anthropologie an der Universität Mainz, herausgefunden hat. Die prähistorischen Jäger und Sammler selbst waren also offenbar gar nicht so begeistert von ihrem Dasein wie die heutigen Paläo-Romantiker. Kohlenhydrate waren damals kein Teufelszeug, sondern hoch begehrt. »Von den physiologischen Voraussetzungen her können wir unsere heutige Nahrung durchaus verdauen, auch Kohlenhydrate«, sagt Joachim Burger und fügt einen entscheidenden Satz an: »Nicht unsere Nahrung ist das Problem, sondern unser Verhalten.« Das heißt: Wir essen zu viel und zu einseitig und bewegen uns zu wenig, ganz einfach.

Ackerbau und Viehzucht brachten den Menschen einen enormen Entwicklungsschub, weil die Versorgung etwas weniger unsicher wurde. Trotzdem litten die Menschen auch in Europa noch bis vor wenigen Jahrhunderten phasenweise unter Hunger und Mangelernährung. Im Mittelalter war die Auswahl an verfügbaren Lebensmitteln so begrenzt, dass die meisten Menschen sich vorwiegend von Getreidebrei ernährten. Kein sauberes Trinkwasser zu haben war der Normalzustand. Der ärmeren Bevölkerung stand so wenig Nahrung zur Verfügung, dass man sogar Verdorbenes schluckte. Man hatte ja nur wenige Möglichkeiten, Lebensmittel haltbar zu machen.

Die Frage, ob Vergammeltes schmeckt oder gesund ist, stellte sich nicht, weil es ums Überleben ging. Und selbst wer zu essen hatte, musste ständig fürchten, Lebensmittel könnten ihn vergiften – nicht durch Chemie, sondern durch Natur. Damals erkrankten vor allem in Jahren mit feuchtem Frühjahr und heißem Sommer viele Menschen am oft tödlichen Antoniusfeuer. Erst nach mehreren Jahrhunderten erkannte man, dass diese Krankheit durch das giftige Mutterkorn verursacht wird. Dieser Pilz befällt Roggen und andere Getreidearten. Während im Mittelalter viele Menschen starben, nachdem sie verseuchtes Getreide gegessen hatten, ist Mutterkorn heute dank des technischen Fortschritts in der Landwirtschaft in Europa sehr selten geworden – Saatgut wird kontrolliert und so beheizt, dass Pilze sich nicht wohlfühlen. Getreide wird heute vor dem Mahlen gereinigt und gesiebt, um womöglich enthaltenes Mutterkorn zu entfernen.

Diesen Luxus konnte sich der arme Bauer im Mittelalter aber vor allem in Hungerzeiten nicht leisten. Fatalerweise hielten die Bauern das Mutterkorn lange für verfaulten Roggen, und weil die Not so groß war und sie die Gefahr nicht kannten, mischten sie es unter das gute Getreide, um mehr Menschen versorgen zu können – oder auch um mehr Geld zu verdienen. Über das Mehl gerieten die Giftstoffe ins Brot oder den Getreidebrei. Erst im 19. Jahrhundert erkannte man das Mutterkorn als gefährlichen Pilz.[16]

Warnung vor Basilikum

Damals war also nicht alles besser. Dafür ist heute nicht alles ganz so schlimm, wie es sich manchmal anfühlt. Vor Fütterungshormonen im Fleisch muss sich in Europa heute niemand fürchten, denn diese wurden schon 1988 EU-weit in der Tiermast verboten. Die Europäische Behörde für Lebensmittelsicherheit (EFSA) fand bei Kontrollen auf Rückstände medizinischer Produkte in Tieren und Lebensmitteln tierischer Herkunft so gut wie keine Verstöße gegen das Verbot: Im Jahr 2011 war gerade einmal 0,1 Prozent der Proben positiv.[17] Auch zu dem gefürchteten Stoff Dioxin gibt es erfreuliche Neuigkeiten – besonders interessant für die 40 Prozent der Deutschen, die überzeugt sind, die Belastung mit Schadstoffen werde immer größer: In unseren Körpern sind heute laut dem Bundesinstitut für Risikobewertung deutlich weniger Spuren des Stoffs zu finden als noch vor 30 Jahren. Das zeigen unter anderem regelmäßige Analysen von Muttermilch. Im Jahr 2009 war die Belastung nur noch etwa ein Sechstel so hoch wie 1990.

Für Rückstände von Pflanzenschutzmitteln gelten in Europa strenge Grenzwerte. In den vergangenen Jahren wurden die zulässigen Höchstgehalte selbst im konventionellen Anbau in

Deutschland nur sehr selten überschritten. Von den 16 661 Proben, die das Bundesamt für Lebensmittelsicherheit und Verbraucherschutz 2011 untersuchte, enthielten rund 40 Prozent keine messbaren Rückstände. In rund 60 Prozent wurden zwar Rückstände gefunden, doch nur in etwa 3 Prozent lagen diese oberhalb des Grenzwerts.[18] Und selbst das bedeutet in der Regel noch kein gesundheitliches Risiko, weil der zulässige Höchstgehalt an Rückständen weit unterhalb der Menge liegt, die der Gesundheit schaden könnte. Behörden und Gesetzgeber haben hier einen Sicherheitspuffer eingebaut und auch bedacht, dass wir täglich vielleicht nicht nur einen Apfel, sondern zusätzlich Salat, Tomate und Aubergine essen, auf denen ebenfalls Spuren von Pestiziden zurückgeblieben sein könnten. Wer den Behörden trotzdem misstraut, hat heute die Möglichkeit, sicherheitshalber auf Obst und Gemüse aus ökologischem Anbau auszuweichen – dieses ist sogar weitgehend frei von Rückständen.[19]

Kritik an Zusatzstoffen und Pestiziden versetzt uns auch deshalb so leicht in Panik, weil empörte Alarmisten oft angeben, was sehr hohe Dosierungen der Stoffe schlimmstenfalls anrichten können. Doch in hoher Dosis ist vieles giftig. Das gilt auch für pflanzliche Stoffe, nur unterschätzen wir deren schädliches Potenzial, weil wir Natur automatisch als gesund verklären. Im Jahr 2011 riet das Bundesinstitut für Risikobewertung zur Vorsicht vor Estragol und Methyleugenol. Die Stoffe hätten Tiere an Krebs erkranken lassen, ihr Erbgut verändert und Mutationen hervorgerufen. Das Fazit des Instituts lautet: »Solange keine neuen Erkenntnisse vorliegen, kann vorläufig nur die Empfehlung gegeben werden, die Aufnahmemengen zu reduzieren.«[20]

Estragol und Methyleugenol sind natürliche Inhaltsstoffe von Basilikum, Fenchel, Anis und Muskatnuss. Wären diese Kräuter und Gewürze künstliche Stoffe, hätten sie es heute schwer, eine Zulassung zu bekommen.

Damit will ich nicht sagen, alle Zusatzstoffe seien völlig unbedenklich, sondern nur darauf hinweisen, dass wir unsere Ängste sehr weit streuen. Manchmal ist auch Skepsis angebracht: Wie Zusatzstoffe auf die Gesundheit wirken, wird in Studien immer wieder überwacht. Seit Untersuchungen deutliche Hinweise darauf gegeben haben, dass manche Farbstoffe Kinder in ihrem Verhalten beeinflussen können, müssen die Firmen auf Lebensmitteln, die solche Zusätze enthalten, warnen: »Kann Aktivität und Aufmerksamkeit bei Kindern beeinträchtigen.« Weil aber kein Hersteller das auf sein Produkt schreiben will, werden Pudding und Eis inzwischen meist ohne diese Farbstoffe gefertigt, offenbar geht es auch mit Roter Bete und Spinat. In diesem Fall griff immerhin ein recht wirksamer Mechanismus, um die mögliche Gefahr zu bannen.

Auch unser Lieblingsfeind Glutamat ist recht gut erforscht. Wie der Angstmythos um den Geschmacksverstärker entstand, zeichnete die *Süddeutsche Zeitung* in dem Artikel »Gift für alle« nach: Im Jahr 1968 bemerkte der amerikanische Mediziner Robert Ho Man Kwok immer wieder Anzeichen eines Unwohlseins. Sein Nacken schien taub zu sein, er hatte Gliederschmerzen und fühlte sich schlapp, obwohl sein Herz raste. Hinter den Symptomen erkannte er auch ein System: Sie traten immer dann auf, wenn er ein chinesisches Restaurant besucht hatte. Stoffe in Frühlingsrollen, Süß-Saurem und Peking-Enten seien die Ursache für die Beschwerden, folgerte der Arzt. Seine subjektiven Beobachtungen fasste er in der renommierten Fachzeitschrift *New England Journal of Medicine* zusammen. Die Überschrift des Beitrags lautete »Das China-Restaurant-Syndrom«. Ein Mythos war geboren. Andere Wissenschaftler griffen das Phänomen auf und sponnen die Legende weiter. Ein paar Monate später gab der Neurologe Herbert Schaumburg vom Albert Einstein College of Medicine in New York bekannt, er könne erklären, welcher Stoff im chinesischen Essen der Übeltäter sei: der Geschmacksverstärker Mononatriumglutamat, kurz Glutamat, den chinesische Köche oft großzügig verwenden. Medien berichteten über das exotische Syndrom, auch in Deutschland. Und tatsächlich nahmen etliche Gäste von China-Restaurants fortan eine Taubheit im Nacken, Gliederschmerzen und Herzrasen wahr, wenn sie nach dem Dinner nur genau genug in sich hineinhorchten.[21]

Als klar wurde, dass sich wissenschaftlich keine gesundheitsschädigende Wirkung des Glutamats nachweisen ließ, war es schon zu spät – der Mythos hatte sich längst verbreitet. Ob Glutamat das Syndrom auslöst, blieb unklar, wie eine Auswertung von Untersuchungen aus vierzig Jahren zeigte.[22] In einer größeren Studie mit 130 Teilnehmern reagierten einzelne Probeesser, die sich selbst für besonders empfindlich hielten, zwar vereinzelt auf den Stoff, wenn sie ihn in hoher Dosierung und ohne Essen erhielten, bei einer Wiederholung des Versuchs aber nicht mehr.[23] Als Wissenschaftler die Versuchspersonen Kapseln schlucken ließen, damit sie sicher nicht schmecken konnten, ob sie Glutamat oder ein Placebo zu sich nahmen, zeigten sich keine Unterschiede in Blutdruck, Pulsschlag und Atemfrequenz zwischen den Gruppen.[24] Sowohl die Weltgesundheitsorganisation als auch die amerikanische Food and Drug Administration haben Glutamat als sicher eingestuft.[25] Letztere weist darauf hin, dass sich chemisch kein Unterschied feststellen lässt zwischen dem isolierten Geschmacksverstärker und dem Glutamat, das natürlicherweise zum Beispiel in Parmesan und Sojasauce vorkommt – Zutaten, die nicht zufällig zu Pasta und Sushi serviert werden. Unsere Körper verarbeiteten den künstlichen und den natürlichen Stoff auf exakt dieselbe Art, heißt es dort. Der durchschnittliche Erwachsene nehme täglich außerdem deutlich mehr Glutamat aus Lebensmitteln auf als in Form des Geschmacksverstärkers.[26] Und trotzdem gelingt es auch mir nicht, das unbeschwerte Verhältnis zu Glutamat wiederherzustellen, das ich als Fondor essendes Kind hatte. Ohne ist mir heute lieber.

Entfremdung von der Nahrung

Woher kommt unsere große Verunsicherung trotz einer so hohen Lebensmittelsicherheit? Der Kulturwissenschaftler Gunther Hirschfelder beobachtet, in Deutschland habe man stärker als etwa in Frankreich oder Italien den Bezug zu Lebensmitteln verloren. Im 19. Jahrhundert lief die Industrialisierung hier besonders schnell ab, später zerstörten Binnenmigration und zwei Weltkriege gewachsene Traditionen. Insbesondere als Reaktion auf den Faschismus der Nationalsozialisten wendete sich die frühe Bundesrepublik schnell von der Vergangenheit ab. »So öffnete sich die neue Gesellschaft in den 1950er und 1960er Jahren willig den transatlantischen Neuerungen, war offen für revolutionäre Haushaltstechnik wie etwa Kühlschrank und Kühltruhe, neue Vertriebsmuster wie den Supermarkt und bald auch neue Rezepte und Restaurants, die ebenso zügig die mediterrane und später die amerikanische und asiatische Küche nach Mitteleuropa brachten«, schreibt Hirschfelder. Dass wir uns so schnell von den Wurzeln abgewendet und den Fortschritt angenommen haben, brachte seiner Meinung auch mit sich, dass wir Kompetenzen im Umgang mit dem Essen verloren: »Die Expertise für Lebensmittel, in Agrargesellschaften weit verbreitet, erodierte daher in Deutschland besonders rasch, sodass Lebensmittel bald nicht mehr nach Geruch, Haptik und Geschmack beurteilt wurden, sondern vor allem nach Verpackung und Aussehen.«[27] Den direkten Umgang mit dem Essen hätten wir immer weiter verlernt, argumentiert Hirschfelder. Fertiggerichte verlangen den Käufern seit mehreren Jahrzehnten viel blindes Vertrauen ab, weil man die einzelnen Zutaten nicht mehr identifizieren kann. In den neunziger Jahren kam Functional Food auf, das einen zusätzlichen medizinischen Nutzen versprach, etwa durch zugesetzte Vitamine, und Essen noch stärker funktionalisierte. »Der Prozess der Entfremdung von der Nahrung, den die Industrialisierung in Gang gesetzt hatte, erfährt auf diese Weise am Ende des Industriezeitalters seine logische Weiterentwicklung.«[28]

Das naive Vertrauen in die Lebensmittelunternehmen ist uns heute vergangen, und gerade das führt zu einem Widerspruch: Wir kochen weniger selbst und lassen uns stattdessen von Convenience Food versorgen, während wir den Herstellern dieser

Produkte äußerst skeptisch gegenüberstehen und fürchten, von Zusatzstoffen vergiftet zu werden. »Man weiß nicht genau, was in Fertiggerichten drin ist, hat keine Kontrolle und ist abhängig davon, dass das Unternehmen das Lebensmittel aus guten Zutaten hergestellt hat«, sagt Christine Behr-Völtzer, Professorin für Ökotrophologie und Ernährungsberaterin. »Ich vermute, dass darin eine Ursache liegt für die Ängste der Menschen, die ich in meiner Sprechstunde sehe.«

Dass wir keinen Einblick mehr haben in die Produktion unseres Essens, macht uns unsicher. Die Sehnsucht nach Lebensmitteln, die in einem überschaubaren Prozess erzeugt werden, nämlich vom Bauern, vom Metzger, vom Bäcker, ist deshalb nur allzu verständlich. Essen ist etwas Intimes. Und wer Nahrung als ein fremdes Wesen betrachtet, wird kein gutes Gefühl dabei haben, sie in sich aufzunehmen und zu einem Teil von sich werden zu lassen. Trotzdem ist die Faustregel »Natürlich gut, Künstlich schlecht« zu simpel und die übergroße Skepsis gegenüber Technik, Zivilisation und massenproduzierten Lebensmitteln nicht notwendig. Unsere Nahrung ist heute so sicher, vielfältig, für fast jeden erschwinglich und im Überfluss vorhanden wie nie zuvor. Und dazu hat auch die Massenproduktion beigetragen.

Klar, es wäre schöner, wenn gar keine Schwermetalle im Fisch, gar kein Dioxin im Ei und gar keine E-Nummern im Tütenessen wären. Aber so schlecht ist unsere Ernährungsgegenwart unterm Strich nicht. Dass die Lebenserwartung ständig steigt, führen Wissenschaftler schließlich auch auf die gute Ernährung zurück.[29] In Deutschland werden Lebensmittel sehr genau kontrolliert, Rückstände von Schadstoffen auf ein Minimum reduziert und mögliche Gefahren laufend überwacht. Um wieder Vertrauen zu fassen, hilft es, einzelne Zutaten zu kaufen statt fertiger Gerichte. Wer sieht, was er in den Topf tut, weiß auch, was drin ist.

Früher hatten die Menschen Sorge, überhaupt genug zu essen zu bekommen. Wir, die Hunger praktisch gar nicht kennen, haben neue Ängste entwickelt. Die Ängste satter Menschen. Zu viel Skepsis gegenüber unseren Lebensmitteln verdirbt uns nur die Lust am Essen und macht uns anfällig für diejenigen, die uns einreden wollen, unser Essen mache krank.

2

Von echten und gefühlten Unverträglichkeiten

Milch nur ohne Laktose, Brot bitte glutenfrei, Rotwein gar nicht wegen des Histamins – jeder Vierte von uns glaubt inzwischen, er vertrage das eine oder andere Nahrungsmittel nicht mehr. Sind wir alle krank? Oder eingebildete Kranke? Tatsächlich sind viel weniger Menschen von echten Unverträglichkeiten betroffen. Und ob es Diagnosen wie Glutensensitivität und Histaminintoleranz überhaupt gibt, ist höchst umstritten.

Noch vor zehn Jahren kannte ich nur ein paar vereinzelte Allergiker, die beim Essen aufpassen mussten, keine Nüsse oder Ananas zu erwischen. Ansonsten war mir das Phänomen, aus gesundheitlichen Gründen auf Nahrung zu verzichten, völlig unbekannt. Heute laufe ich im Supermarkt an einem ausufernden Sortiment an glutenfreien Aufbackbrötchen, Orangenkeksen und Crunchy Müsli entlang und werde Zeuge, wie Menschen sich im Coffeeshop den Becher Caffè Latte mit Sojamilch bestellen, die Personen mit durchschnittlich entwickelten Geschmacksnerven eigentlich nicht zuzumuten ist. In meinem

Bekanntenkreis sind so ziemlich alle existierenden Unverträglichkeiten vertreten, und auch eher unspezifische Empfindlichkeiten scheinen allgegenwärtig. Eine Mutter aus München erzählte mir von ihren Kindern, die manchmal Übernachtungsbesuch bekommen. »Toll, dass der Paul bei Ihnen bleiben darf«, sagen die Eltern dann. »Aber achten Sie doch bitte darauf, dass er keinen Zucker und keine Wurst mit Schweinefleisch bekommt, Brötchen bitte nur aus Dinkel.« Von einer Kindergartenmutter hörte eine Bekannte aus Hamburg diesen Satz: »Mein Mann ist ja Arzt. Da weiß er einfach zu viel über Gluten, um unseren Kindern das noch anzutun.« Und eine Kollegin aus Berlin erzählte von ihrem besten Freund, der – ohne Untersuchung – vom Arzt eine glutenfreie Diät verordnet bekam, seitdem im Lokal Salat mit Fisch bestellt und dann ihr die Nudeln vom Teller klaut.

Ich gebe zu, dass ich manchmal den Verdacht habe, so eine Unverträglichkeit könnte hier und da auch ganz praktisch sein. Der Satz »Ich mag keine Milchprodukte« klingt mäkelig und nervt den Gastgeber oder die Bedienung. Handelt es sich aber um eine medizinische Notwendigkeit, kann niemand mit den Augen rollen. Beflügelt wird mein Verdacht von diversen Teilzeit-Intoleranten, die – nachdem man Milch, Butter und Käse mit viel Verständnis für die Laktoseintoleranz konsequent umschifft hat – plötzlich doch ein Sahneeis löffeln. Wenn mir jemand erzählt, dass seine ständigen Bauchschmerzen weg sind, sobald er auf Gluten verzichtet, maße ich mir natürlich nicht an, das anzuzweifeln. Aber angesichts der explosionsartig angestiegenen Zahl der Empfindlichen, Übervorsichtigen und sonstigen Ohne-Esser bin ich doch etwas ratlos.

In solchen Momenten räume ich gerne auf. Ich glaube, es gibt drei Gruppen: Erstens die echten Patienten, die wirklich Allergien oder Intoleranzen haben. Sie leiden oft lange, bis Ärzte die richtige Diagnose stellen und sie durch den Verzicht auf ihre Tabu-Nahrungsmittel wieder zu einem normalen Alltag finden. Zweitens die Kranken ohne Diagnose. Viele Menschen haben wirklich immer wieder heftige Beschwerden, oft über Jahre hinweg, und finden einfach keine Erklärung dafür. Auf der Suche nach der Ursache geraten sie schnell in die Schublade der Intoleranz-Patienten. Die einen, weil selbsternannte Heiler oder sogar richtige Ärzte sie dort einsortieren – auf der Basis fragwürdiger Testergebnisse. Die anderen, weil sie, alarmiert von ergoogeltem Halbwissen, sich selbst zu Glutensensitiven oder Histaminintoleranten deklarieren, noch ehe der Arzt widersprechen kann. Drittens die Modekranken. Sie lassen sich einreden, Milch trinken sei unnatürlich oder Glutenfrei mache schönes Haar, und stellen umgehend ihren Speiseplan um. So folgen sie diversen Celebrities von Gwyneth Paltrow bis zu Miley Cyrus, die ihre Empfindlichkeiten beim Essen öffentlichkeitswirksam als erstrebenswerten Lifestyle inszeniert haben.

Unbedingt unterscheiden sollten wir, ob jemand ohne Gluten oder ohne Tier isst. Wirft man Vegetarier und Veganer zusammen mit den neuen Empfindlichen in einen, nun ja, Topf, tut man ihnen unrecht. Natürlich gibt es auch die Lifestyle-Veganer, die sich ihren Verzicht als hippes Attribut zulegen und sich von profanen Allesfressern abzugrenzen suchen. Oder diejenigen, die Vegan als neue Heilslehre für die Gesundheit ausgemacht haben. Für die meisten gilt dies jedoch ausdrücklich nicht:

Wer auf Fleisch, Fisch, Eier und Milch verzichtet, tut dies in der Regel eben nicht aus diffuser Sorge ums eigene Wohl, sondern vor allem aus ethischen Überlegungen zu Umwelt und Tieren, ganz konkret und bewusst.[30] Rinder, Schweine und Hühner werden oft unter erbärmlichen Umständen gehalten, jeder weiß das. Und wenn man radikal ehrlich ist, muss man sagen, dass es den Tieren in ökologischer Haltung zwar unbestritten besser, aber auch nicht immer ideal gut geht. Auch Bio-Eier kommen oft aus Massenbetrieben. Da sollte man vor denjenigen, die daraus die logische Konsequenz ziehen und das ablehnen, schon Respekt haben und sie nicht als schwierig abtun.

Zur Orientierung zwischen echten Unverträglichkeiten, umstrittenen Diagnosen und modischen Überempfindlichkeiten hilft es, erst einmal die Allergien und Intoleranzen zu erkunden, die in der medizinischen Fachwelt recht klar definiert sind.

Lebensmittelallergien sind Abwehrreaktionen des Immunsystems gegen Stoffe in der Nahrung. Man unterscheidet klassische Nahrungsmittelallergien, die sich etwa gegen Milch- oder Hühnereiweiß, Erdnüsse oder Fisch richten, und solche, die in der Folge von Pollenallergien entstehen. Mediziner sprechen von Kreuzreaktionen: Reagiert ein Allergiker zum Beispiel mit Heuschnupfen auf Baumpollen, bekommt er oft auch Probleme mit Äpfeln, Haselnüssen, Karotten, Sellerie, Soja und anderen pflanzlichen Lebensmitteln. Symptome treten in der Regel kurz nach dem Verzehr auf. Typisch sind Jucken und Schwellungen im Mundraum, Hautrötungen und Atembeschwerden. Manchmal versagt auch das Herz-Kreislauf-System, was schlimmstenfalls in einem anaphylaktischen Schock enden kann.

Auf solche Allergien testen Mediziner die Patienten mithilfe eines Hauttests und eines Bluttests, bei dem Immunglobin-E-Antikörper bestimmt werden. Insbesondere wenn die Ergebnisse nicht eindeutig ausfallen, macht der Arzt einen oralen Provokationstest: Der Patient muss das verdächtige Lebensmittel schlucken, und der Arzt schaut, was passiert.[31] Die klassischen Nahrungsmittelallergien, von denen oft Säuglinge und Kleinkinder betroffen sind, verschwinden meist bis zum Schulalter von selbst. Die pollenassoziierten Allergien halten sich dagegen hartnäckig, die Betroffenen müssen die für sie schädlichen Lebensmittel dauerhaft meiden. Nahrungsmittelallergien sind selten, nur etwa 2 bis 3 Prozent der erwachsenen Deutschen leiden darunter.[32] Von Allergien im Allgemeinen sind immer mehr Menschen betroffen, wahrscheinlich auch von solchen gegen Nahrungsmittel. Dafür spricht, dass Allergien gegen Pollen zunehmen und die Betroffenen durch Kreuzreaktionen auch auf pflanzliche Lebensmittel eher reagieren. Dass Allergien schon seit Jahren kontinuierlich zunehmen, versuchen Wissenschaftler mit der Hygiene-Hypothese zu erklären: Forscher entdeckten, dass Kinder, die auf einem Bauernhof mit Viehzucht groß werden, seltener an Allergien leiden. Seitdem wird diskutiert, ob unser sauberes Leben im Büro statt auf dem Acker für das Immunsystem einen Nachteil bringen könnte, weil es weniger mit Keimen, Parasiten und Mikroben in Kontakt kommt.[33]

An Unverträglichkeiten wie Laktoseintoleranz und Fruktosemalabsorption ist das Immunsystem, das bei Allergien eine wichtige Rolle spielt, nicht beteiligt. Patienten mit Laktoseintoleranz vertragen den Milchzucker (Laktose) nicht, der in einigen Milchprodukten enthalten ist. Der Organismus kann das Enzym Laktase, das die Laktose spaltet und so verdaulich macht, nicht in ausreichender Menge bilden. In Deutschland sind etwa 15 Prozent der Bevölkerung laktoseintolerant. Betroffene müssen sich zum Beispiel bei Milch, Quark und Sahne einschränken, manche sogar ganz verzichten oder die Produkte in der laktosefreien Variante kaufen – je nachdem, wie schwer die Intoleranz ausgeprägt ist. Die meisten Hartkäsesorten enthalten dagegen durch die Reifeprozesse von Natur aus praktisch keine Laktose, darunter Emmentaler und Parmesan. Obwohl leicht der Eindruck entsteht, dass immer mehr Menschen betroffen sind, stimmt das nicht. »Man kann die Laktoseintoleranz heute nur besser feststellen«, sagt Johann Ockenga, Professor für Gastroenterologie, also die Medizin des Magen-Darm-Bereichs, am Klinikum Bremen-Mitte. Dadurch, dass so viel über Unverträglichkeiten geredet wird, kommen Ärzte leichter darauf, dass eine Laktoseintoleranz hinter Beschwerden stecken könnte. Früher bekamen viele Patienten nicht die richtige Diagnose und litten weiter, heute meiden oder reduzieren sie Laktose, und es geht ihnen wieder gut. Möglich ist auch, dass heute einfach mehr Menschen mit großen Mengen an Laktose in Berührung kommen: Wer morgens einen halben Liter Milch in sein Müsli schüttet und im Lauf des Tages mehrere Becher Latte macchiato trinkt, dem fallen Beschwerden vielleicht dadurch erst auf. Ob jemand Probleme hat, Milchzucker zu verdauen, kann der Arzt recht einfach und zuverlässig mit einem H_2-Atemtest feststellen. Dazu trinkt der Patient eine Mischung aus Wasser und Laktose. Anschließend wird mehrere Stunden lang in Abständen gemessen, wie hoch die Wasserstoff-Konzentration im Atem ist. Diese gibt Aufschluss darüber, ob die Enzyme, die Laktose spalten, in ausreichender Menge gebildet werden.

Bei einer Fruktosemalabsorption wird Fruchtzucker nicht richtig über die Darmschleimhaut aufgenommen. Von einer »Fruktoseintoleranz« sprechen Mediziner nur, wenn jemand an einer angeborenen Stoffwechselstörung leidet, die unbehandelt Leber und Nieren schädigen kann, aber nur sehr selten vorkommt – nur etwa einer von 20 000 hat sie. Die harmlose Variante Fruktosemalabsorption ist offiziell weit verbreitet: Etwa jeder dritte Erwachsene ist betroffen, schätzen Wissenschaftler.[34] Unter der Diagnose sind allerdings nicht nur die Patienten zusammengefasst, die kaum oder gar keine Fruktose vertragen, sondern alle, die schon Beschwerden bekommen, wenn sie 25 Gramm Fruktose zu sich nehmen (so viel ist etwa in 400 Gramm Äpfeln oder 60 Gramm Honig enthalten).

Jeder Organismus kann Fruktose nur in begrenzter Menge verarbeiten. Auch die meisten Gesunden bekommen Beschwerden, wenn sie mehr als 35 Gramm Fruktose innerhalb kurzer Zeit zu sich nehmen. Die Definition, wann eine Fruktosemalabsorption vorliegt, ist also sehr weit gefasst. Die Deutsche Gesellschaft für Ernährung rät, die Angaben zur Verbreitung kritisch zu bewerten – wahrscheinlich bekommen in Wirklichkeit nur wenige Menschen Beschwerden, solange sie Fruktose in Maßen zu sich nehmen. Gestiegen ist die Zahl der Betroffenen nicht. »Die Fruktosemalabsorption wird zwar häufiger diagnostiziert als noch vor einigen Jahren, das liegt aber daran, dass die Diagnose so bekannt geworden ist. Patienten drängen oft selbst auf einen Test«, sagt der Gastroenterologe Johann Ockenga.

45

Der Eindruck, dass immer mehr Menschen Fruktose schlecht vertragen, mag auch dadurch entstanden sein, dass viele heute größere Mengen der Substanz zu sich nehmen: Mehr Nahrungsmittel werden mit Fruktose gesüßt, und die Ernährungsgewohnheiten haben sich geändert – Smoothies zum Beispiel enthalten große Mengen an Fruktose. Ob ein Patient an Fruktosemalabsorption leidet, prüft der Arzt ebenfalls mit einem H_2-Atemtest: Der Patient trinkt eine Lösung aus Wasser und Fruktose, danach wird der Wasserstoffgehalt in der Atemluft einige Stunden lang mehrmals mithilfe eines Atemgerätes gemessen. So zeigt sich, ob der Körper den Fruchtzucker richtig aufnimmt. Doch auch wenn er es nicht tut, muss der Betroffene meist nicht vollständig auf den Stoff verzichten.[35]

Patienten, die an Zöliakie erkrankt sind, vertragen das Klebereiweiß Gluten nicht, das in Weizen, Dinkel, Roggen, Gerste und alten Weizensorten wie Emmer und Einkorn enthalten ist. Deshalb müssen sie viele Lebensmittel wie Brot, Nudeln, Müsli, Kuchen, Knödel, Malzkaffee und Bier meiden. Eine fehlgerichtete immunologische Reaktion auf das Gluten löst eine chronische Darmentzündung aus. Betroffen sind nur sehr wenige Menschen, in Deutschland etwa 0,3 Prozent der Bevölkerung.[36] Schon Anfang des 20. Jahrhunderts konnten Ärzte die Zöliakie als Krankheit beschreiben, deren Ursache jedoch kannten sie noch nicht. So wussten die Ärzte auch nicht, wie sie ihren Patienten helfen sollten. Deshalb war die Zöliakie damals sehr gefürchtet, etwa ein Drittel der Patienten starb an den Folgen der Krankheit. Erst als die Getreidevorräte im Zweiten Weltkrieg knapp waren, beobachtete ein niederländischer Arzt, dass es seinen Patienten besser ging – und erkannte den Zusammenhang. In den fünfziger Jahren entdeckten Ärzte, welcher Stoff im Getreide die Zöliakie auslöst: das Eiweiß Gluten.[37]

Die Zahl der Zöliakiepatienten ist gestiegen: Zum einen wird die Krankheit wegen verbesserter Diagnosemethoden öfter erkannt, zum anderen gibt es Hinweise darauf, dass mehr Menschen erkranken – allerdings auf sehr niedrigem Niveau. Berichte, in denen der Eindruck erweckt wird, die Zöliakie werde zum Massenphänomen, führen in die Irre. Bei einem Verdacht nimmt der Arzt normalerweise zuerst Blut ab für den Test auf Antikörper gegen das Enzym Transglutaminase. Bei einem positiven Ergebnis werden in der Regel bei einer Dünndarmspiegelung Gewebeproben entnommen. Seit kurzem ist es auch möglich, das Blut daraufhin zu untersuchen, ob überhaupt eine genetische Veranlagung für eine Zöliakie vorliegt. Der Test ist gut dazu geeignet, die Krankheit auszuschließen: Wer nicht erblich dazu veranlagt ist, hat ziemlich sicher auch keine Zöliakie. Um die Krankheit zu diagnostizieren, ist der Gentest jedoch nicht aussagekräftig genug – nur etwa fünf Prozent der Menschen mit genetischer Prädisposition erkranken tatsächlich.

Glutensensible unter Beobachtung

Und jetzt wird es rätselhaft, denn auch manche Patienten mit ungeklärten Beschwerden berichten, es gehe ihnen besser, wenn sie auf Gluten verzichten – obwohl sie weder an einer Zöliakie noch an einer Weizenallergie leiden. So ist der Glaube entstanden, es gebe eine Glutensensitivität, die sich nicht mit medizinischen Diagnosemethoden feststellen lässt. Die Fachwelt dagegen bleibt skeptisch: Mediziner streiten derzeit darüber, ob das Phänomen Glutensensitivität tatsächlich existiert oder ob es sich nur um eine Modekrankheit handelt. In dieser scheinbar unschuldigen Frage liegt einiger Zündstoff: Wenn es eine neue Krankheit gäbe, die sich nicht klar diagnostizieren lässt, könnte man praktisch jeden zum Betroffenen erklären. Die Nachfrage nach den teuren glutenfreien Produkten stiege enorm an, für die Lebensmittelindustrie ginge ein Traum in Erfüllung.

Dass manche Patienten nach dem Verzicht ein Abklingen der Beschwerden beobachten, erklären die Skeptiker unter den Medizinern mit dem Placeboeffekt: Wer daran glaubt, dass es ihm besser gehen wird, der fühlt sich oft tatsächlich besser. »Wenn mir ein Patient erzählt: ›Seit ich glutenfrei esse, habe ich kaum noch Beschwerden‹, heißt das erst einmal gar nichts«, sagt Sibylle Koletzko, Professorin für Gastroenterologie an der Universität München. »Am Anfang sprechen die Patienten auf fast alles an, egal ob ich ihnen Antidepressiva gebe oder ob sie sich auf eine glutenfreie Diät setzen. Aber nach einer Weile lässt der Effekt nach.« Um herauszufinden, ob der Patient wirklich negativ auf den vermeintlich für ihn schädlichen Stoff reagiert, macht sie einen sogenannten Doppelblindtest. Dazu gibt sie dem Patienten zum Beispiel Gebäck mit nach Hause, das er eine Woche lang essen soll. Weder sie noch der Patient wissen, ob der verdächtige Stoff – etwa Gluten – enthalten ist oder nicht. Auf diese Weise soll erst gar keine Erwartungshaltung beim Patienten entstehen. Während der Testphase protokolliert der Patient jeden Tag genau, wie es ihm geht. Danach wird aufgedeckt – die Unverträglichkeit bestätigt sich nur, wenn der Stoff enthalten war und der Betroffene Beschwerden hatte. Wissenschaftliche Studien sind nur dann aussagekräftig, wenn sie ähnlich sorgfältig einen Placeboeffekt ausschließen. Obwohl in den vergangenen Jahren viel über das Phänomen Glutensensitivität publiziert worden ist, gibt es erst wenige Studien, die methodisch überzeugen.

Die Wissenschaftlerin Jessica Biesiekierski hat zwei dieser Studien an der australischen Monash University zusammen mit Kollegen durchgeführt. In der Veröffentlichung zur ersten schreibt sie: »Obwohl immer mehr Menschen, die nicht an Zöliakie leiden, bei Magen-Darm-Beschwerden eine glutenfreie Diät verordnet bekommen, gibt es erst wenige Hinweise darauf, dass Gluten der Auslöser ist.«[38] An ihrer ersten Untersuchung nahmen 34 Patienten teil, die an Reizdarm litten, also ungeklärte Beschwerden im Bauch hatten. Sie teilte die Patienten nach dem Zufallsprinzip in zwei Gruppen ein – dieses Verfahren soll die Ergebnisse möglichst objektiv machen. Die Probanden aßen nun bis zu sechs Wochen lang glutenfreie Kost, zusätzlich bekamen alle jeden Tag zwei Scheiben Brot und einen Muffin. In der einen Gruppe enthielten Brot und Muffin Gluten, in der anderen nicht. Weder Versuchsleiter noch Patienten wussten, wer welche Sorte aß. Auch hier sollte die doppelte Verblindung dazu beitragen, dass die Ergebnisse nicht durch Erwartungen verfälscht wurden. Tatsächlich ging es den Patienten aus der Glutengruppe schlechter als denen aus der Kontrollgruppe. Biesiekierski formuliert ihre Schlussfolgerung trotzdem vorsichtig: Eine »non-celiac glu-

49

ten intolerance«, eine Glutenintoleranz ohne Zöliakie, existiere möglicherweise, aber die zugrunde liegenden Mechanismen blieben weiterhin unklar.

Andere Wissenschaftler griffen die Studie dankbar auf und zitierten sie in ihren eigenen Arbeiten. Sie zogen das Ergebnis als Beweis dafür heran, dass die Glutensensitivität ein eigenes Krankheitsbild ist. Jessica Biesiekierski selbst dagegen blieb skeptisch. In der Wissenschaft gilt die Regel, dass ein Ergebnis erst dann aussagekräftig ist, wenn es sich wiederholen lässt. Also startete sie einen zweiten Versuch, bei dem sie ihre Untersuchungsmethoden weiter optimierte.[39] In der Anfangsphase setzte sie die Teilnehmer, wieder Patienten mit vermuteter Glutensensitivität, aber ohne Zöliakie, auf eine umfassende Diät. So wollte sie mögliche andere Verursacher der Beschwerden ausschließen, sie nennt es »Hintergrundgeräusche reduzieren«. In der darauffolgenden Testphase bekam eine Gruppe zusätzlich zu einer glutenfreien Grundnahrung über die Mahlzeiten viel Gluten, eine zweite wenig und eine dritte ein Placebo. Testesser hatten bestätigt, dass man keinen Unterschied zwischen den Gerichten schmeckte. Das erstaunliche Ergebnis: In der Testphase ging es allen Patienten schlechter, und zwar ähnlich schlecht – egal ob sie viel Gluten, wenig oder nur das Placebo bekommen hatten. Biesiekierski vermutet, dass es für die Patienten stressig war, die Diät einzuhalten, täglich Fragebogen auszufüllen und sich immer wieder in der Klinik untersuchen zu lassen. Möglicherweise hätten sich ihre Beschwerden deshalb verstärkt. Zusätzlich sei das Ergebnis wohl durch einen Noceboeffekt zu erklären. So nennen Wissenschaftler es, wenn jemand eine negative – und nicht wie beim Placeboeffekt eine positive – Veränderung seines Zustands erwartet und diese im Sinn einer sich selbst erfüllenden Prophezeiung tatsächlich eintritt. Allein dadurch, dass die Patienten fürchteten, nach der anfänglichen Diät nun Gluten verabreicht zu bekommen, ging es ihnen offenbar schlechter, unabhängig davon, ob sie den Stoff wirklich aufgenommen hatten. Auch dass es offenbar keinen Unterschied macht, ob jemand eine hohe Dosis bekommt oder eine niedrige, spricht gegen Gluten als Auslöser der Beschwerden. Ob eine Glutensensitivität als eigenständiges Krankheitsbild existiert, bleibt demnach völlig unklar.

So sorgfältig diese Studie auch durchgeführt worden ist, die Medizinprofessorin Sibylle Koletzko sieht doch einen Nachteil: »Bei den meisten Studien dieser Art greifen die Wissenschaftler auf Patienten zurück, die sagen: Ich glaube, ich hab das.« Auf diese Weise wählten die Teilnehmer sich gewissermaßen selbst aus. »Viele dieser Patienten haben einen hohen Leidensdruck, sie laufen oft von Arzt zu Arzt, haben meist schon viele Diäten hinter sich und beobachten ihre Symptome sehr genau.« So sei es möglich, dass bei diesen Patienten der Noceboeffekt besonders stark auftrete. Kein Wunder, man kann sich in die Situation dieser Menschen ja gut hineinversetzen: Wer glaubt, dass Gluten ihn krank macht, nimmt bestimmt nicht gerne eine Woche lang Brot oder Tabletten zu sich, worin der Stoff vielleicht enthalten ist. Angenommen man hat zwei Pillen vor sich liegen, in der einen ist Gift und in der anderen nicht. Man hat also ein Risiko von 50 Prozent, vergiftet zu werden. Ziemlich sicher wird es sich nicht gut anfühlen, eine der Tabletten zu schlucken, eher ein bisschen wie Russisch Roulette. Allein dieses Gefühl kann den körperlichen Zustand verschlechtern. Studien wären streng genommen erst dann richtig aussagekräftig, wenn man den Noceboeffekt verhindern könnte. Dazu müsste man Patienten suchen, die ungeklärte Magen-Darm-Probleme haben und selbst keinen Verdacht hegen, worauf diese zurückzuführen sind, sagt Sibylle Koletzko. »Das wäre aber aufwendig und teuer, deshalb macht es fast niemand.«

Ein interessanter Nebenaspekt der zweiten Studie von Biesie-kierski ist, dass es den Patienten in der Anfangsphase besser ging. Die Ernährung war in dieser Zeit frei von Gluten und enthielt darüber hinaus wenig sogenannte FODMAPS. Das etwas un-handliche Akronym steht für die noch umständlichere Lang-fassung »fermentierbare Oligo-, Di- und Monosaccharide und Polyole«. Dazu gehören Fruktose, Fruktane, Laktose, Galaktose und die Zuckeraustauschstoffe Xylit, Sorbit und Maltit. So heizte Biesiekierski mit ihrer Studie die wissenschaftliche Diskussion um diese Stoffe weiter an, obwohl das ja gar nicht der ursprüng-liche Gegenstand ihrer Untersuchung gewesen war. Einige Wis-senschaftler fahnden nun in dieser Richtung weiter: Sie vermu-ten, dass nicht das Gluten, sondern die FODMAPS, die ein anderer Bestandteil von Weizen sind, die Symptome von Patienten mit ungeklärten Magen-Darm-Problemen auslösen oder verstärken können. Aktuell wird deshalb dazu geforscht, ob den Patienten wirklich eine Diät mit wenig FODMAPS helfen könnte – Ergeb-nis noch offen. Die Auswahl beim Essen wäre dann allerdings sehr eingeschränkt, denn die FODMAPS sind nicht nur in Weizen enthalten, sondern unter anderem auch in diesen Lebensmitteln:

Brokkoli, Kohl, Roter Bete, Knoblauch und Zwiebeln (Fruktane); Äpfeln, Birnen und Kirschen (Fruktose/Polyole); Blumenkohl, Pilzen, Süßkartoffeln und Pfirsichen (Polyole); Weintrauben, Mango, Fruchtsaft und Mais (Fruktose).[40] Das Rätsel, weshalb manche Menschen von Getreide und anderen Lebensmitteln Bauchschmerzen bekommen, hätte dann eine recht simple Lösung: Die Lebensmittel, die FODMAPS enthalten, können leicht zu Blähungen führen. Bei Menschen, die besonders empfindlich sind, ruft allein die Dehnung des Darms Schmerzen hervor.

Auch Detlef Schuppan, Professor für Gastroenterologie an der Universität Mainz und der Harvard Medical School, glaubt, dass Stoffe im Weizen bei empfindlichen Menschen oder Patienten mit Vorerkrankungen Beschwerden verstärken können – allerdings ist seiner Meinung nach nicht das Gluten der Übeltäter, verantwortlich seien vielmehr andere Eiweiße namens Amylase-Trypsin-Inhibitoren (ATI). Dies ist allerdings noch nicht klar nachgewiesen.

Zusammenbrüche auf Placebo

Neben der Glutensensitivität gehört die Histaminintoleranz zu den umstrittenen Diagnosen. Zur Einstimmung auf die Frage, ob die Histaminintoleranz wirklich existiert, präsentiert Natalija Novak bei ihrem Vortrag auf einem Kongress der Deutschen Gesellschaft für Ernährung im Februar 2014 in Hamburg zunächst ein Bild von Asterix und Obelix, die sich in der üblichen Wolke aus fliegenden Speeren, Helmen und Hinkelsteinen mit Römern prügeln. So in etwa werde die Diskussion in der medizinischen Fachwelt derzeit geführt. Gibt es, sagen die einen, einen reinen Internethype erkennen die anderen. »Die Symptome, die auch auf vielen Internetseiten beschrieben werden, sind so unspezifisch, dass für jeden etwas dabei ist«, sagt Natalija Novak, Professorin für Allergologie an der Universität Bonn. Betroffene klagen über plötzliche Hautrötungen, Juckreiz, Übelkeit, Bauchschmerzen, in extremen Fällen über Blutdruckabfall, Schwindel oder Herzrasen. Histamin ist ein körpereigener Stoff, der beim Abbau von Eiweiß entsteht und zusätzlich über die Nahrung aufgenommen wird, zum Beispiel über reifen Käse, Schinken und Rotwein. Möglicherweise treten bei empfindlichen Menschen Beschwerden auf, wenn eine individuell unterschiedliche Schwelle überschritten wird und der Körper den Stoff nicht richtig abbauen kann. Bekannt ist, dass sehr große Mengen Histamin schwere Vergiftungen auslösen können. Es besteht der Verdacht, dass auch geringe Mengen unterhalb der Vergiftungsdosis bei empfindlichen Personen Unverträglichkeitsreaktionen hervorrufen. Manche Wissenschaftler vermuten, dass das Enzym Diaminoxidase (DAO) das Histamin nicht ausreichend abbaut. Der Mechanismus ist aber nicht eindeutig nachgewiesen. Wenn die Histaminintoleranz überhaupt ein Krankheitsbild ist, bleibt die Diagnose schwierig, weil es keine verlässliche Laborbestimmung gibt.[41] Vom Versuch, eine Histaminintoleranz anhand einer Messung der DAO-Enzymaktivität im Blut zu bestimmen, sei man wieder abgekommen, sagt Natalija Novak. Denn die Werte schwankten stark, wenn man bei derselben Person mehrmals hintereinander maß. Stattdessen seien denkbar simple Methoden besser geeignet: dem Patienten Fragen stellen, zuhören, ihn ein Tagebuch führen lassen, ihm Histamin geben und beobachten, was passiert.

Man muss sich Natalija Novak vorstellen als eine Ärztin, die ihre Patienten ernst nimmt, obwohl sie deren Diagnose immer wieder infrage stellt: »Unsere Klinik wird überlaufen von Patienten, die ehrlich gequält sind mit Symptomen.« Man merkt der Professorin an, dass sie in der Frage, ob es die Histaminintoleranz gibt, wirklich mit sich ringt. In mehreren Tests gab Novak den Patienten entweder Histamin oder ein Placebo – darüber ließ sie die Betroffenen im Unklaren – und wartete ab. Manche, die das Histamin bekommen hatten, zeigten Reaktionen wie Hautausschlag. »Anfangs habe ich die Histaminintoleranz kritisch gesehen, habe mich dann zunächst aber umstimmen lassen, als ich die teilweise heftigen Reaktionen der Patienten gesehen habe«, sagt Novak. Bei ihren Provokationstests gab es jedoch auch Patienten, die zuvor ihre Symptome ausführlich geschildert hatten und dann keinerlei Reaktion zeigten – bei ihnen war offenbar nicht das Histamin der Auslöser für die Beschwerden. Wieder andere zeigten dramatische Reaktionen, Novak erzählt von Atemnot, Herzrasen und Zusammenbrüchen. Im Nachhinein stellte sich jedoch heraus, dass diese Patienten nur das Placebo bekommen hatten. Auch hier kam es also zu einem Noceboeffekt. Ist jemand überzeugt, an einer Nahrungsmittelunverträglichkeit zu leiden, kann er offenbar echte körperliche Symptome bekommen.

Jedem seine Unverträglichkeit?

Immer wieder zeigt sich eine große Diskrepanz zwischen all denen, die glauben, sie seien von Unverträglichkeiten geplagt, und denen, deren Leiden sich medizinisch wirklich bestätigen lassen. In Studien geben bis zu 35 Prozent der Befragten an, sie litten an Nahrungsmittelallergien.[42] Tatsächlich sind wahrscheinlich 2 bis 3 Prozent der Bevölkerung von diesen betroffen. Auch wenn Ärzte vermeintlich Hypersensible mit den angeblich für sie schädlichen Lebensmitteln testen, bestätigt sich die Diagnose nur bei etwa einem von zehn, wie mehrere Studien gezeigt haben.[43] Einen großen Unterschied zwischen gefühlten und wirklich Betroffenen gibt es auch bei Gluten: Obwohl nur etwa 0,3 Prozent der Bevölkerung an Zöliakie erkrankt sind, meiden ganze 9 Prozent der Deutschen den Stoff ganz oder teilweise. Bereits 11 Prozent der Deutschen halten sich für histaminintolerant[44] – ob es das Krankheitsbild überhaupt gibt, wie gesagt, ist noch völlig unklar.

Nun kann man fragen: Sind diese Zahlen wichtig? Wenn sich jemand besser fühlt, seit er auf bestimmte Lebensmittel verzichtet – sei es glutenhaltiges Brot, histaminreicher Schinken oder laktosehaltige Sahne –, muss man ihn dann nicht einfach lassen? Die Ernährung ist schließlich ein privater Bereich, in dem jeder das uneingeschränkte Recht auf Selbstbestimmung hat. Soll doch jeder nicht essen, was er will. Oder?

Ganz so einfach ist es nicht, denn die Modediagnosen sind mit Risiken verbunden, auf die man zumindest einmal hinweisen muss: Diagnostiziert ein Arzt, ein Heilpraktiker oder ein Patient selbst vorschnell eine Unverträglichkeit, kann die wahre Ursache der Beschwerden unerkannt bleiben. »Wenn jemand sich ohne Gluten wohler fühlt, soll er es eben weglassen, damit habe ich im Prinzip kein Problem«, sagt Imke Reese. »Aber er sollte zuvor sicher ausschließen, dass er nicht doch an einer Zöliakie leidet.« Hier sieht die Ernährungstherapeutin ein Risiko der Modediagnose Glutensensitivität: Vermutlich sind noch nicht alle Patienten mit der ernst zu nehmenden Erkrankung Zöliakie diagnostiziert. Viele Betroffene wissen nichts von ihrer Erkrankung. Problematisch wird es, wenn diese Menschen nun Gluten reduzieren, entweder weil sie spüren, dass ihnen Weizen nicht bekommt, oder auch nur weil sie sich davon im Sinn der aktuellen Mode schönere Haut versprechen. Denn dann gehen die Symptome zurück, und die Zöliakie lässt sich nicht mehr diagnostizieren. »Viele Ärzte fragen die Patienten nicht einmal, ob sie auf Gluten verzichten. Sie machen einfach die Tests und geben dann manchmal irrtümlicherweise Entwarnung«, sagt Imke Reese. Und auch wenn Ärzte im Gespräch herausfinden, dass die Patienten sich bereits selbst auf glutenfreie Diät gesetzt haben, müssen sie diese für eine sichere Diagnose erst einmal überreden, einige Wochen lang wieder viel Gluten zu essen. »Und das versuchen Sie mal bei jemandem, der überzeugt ist, von Gluten krank zu werden.« Dass Zöliakiepatienten ihre Diagnose kennen, ist wichtig, weil sie auch kleinste Mengen Gluten meiden müssen – diese können im Körper bereits Schaden anrichten. Menschen mit selbstdiagnostizierter Glutensensitivität halten eher keine so strenge Diät ein.

Unseriöse Heiler übersehen manchmal sogar akute Gefahren,

weil sie sich so sehr darauf konzentrieren, Unverträglichkeiten aufzudecken. Eine Bekannte von mir aus München ging wegen ihrer anhaltenden Unterbauchschmerzen zu einer Heilpraktikerin. Diese gab ihr Röhrchen in die Hand, von denen jedes etwas anderes enthielt. Mit einem Schwingungsmesser stellte die Heilpraktikerin fest, wie stark der Ausschlag, also die Reaktion des Körpers auf den Inhalt der Röhrchen war. Nach diesem Test, der medizinisch nicht im Geringsten nachvollziehbar ist, stellte sie schnell die Diagnose: Weizenallergie. Die verordnete Therapie bestand aus einer weizenfreien Diät und Akupunktur am Bauch. Der chinesische Kollege, der die Nadeln setzte, maß den Puls der Patientin und betrachtete ihre Zunge und kam so zu der Erkenntnis, dass ihr Darm »sehr schlecht« sei. Damit lag er nicht ganz falsch. Was genau mit der Patientin vor sich ging, erkannte er jedoch nicht. Die Schmerzen wurden schlimmer. Als sie einige Wochen später zum Arzt ging, war der entzündete Blinddarm schon durchgebrochen. Nachdem sie sich von der Operation erholt hatte, ließ sie sich von einem seriösen Arzt auf Unverträglichkeiten untersuchen – eine Weizenallergie konnte der nicht feststellen.

Problematisch wird der Trend zum Verzicht auch dann, wenn er dazu führt, dass Eltern ihren Kindern eigenmächtig Nahrungsmittel verbieten. »Wenn Kinder eine strenge Diät einhalten müssen, bringt man sie in eine Außenseiterrolle«, sagt die Gastroenterologin Sibylle Koletzko, Professorin am Haunerschen Kinderspital der Universität München. Von jungen Zöliakiepatienten sei bekannt, dass sie oft ein schwächeres Selbstwertgefühl haben und ein erhöhtes Risiko für Essstörungen. Nicht alle bekommen heftige Sofortreaktionen, die zur Disziplin zwingen, sondern verstoßen hin und wieder gegen ihre Diät, weil sie eben auch mal eine Butterbrezel mit den anderen Kindern essen wollen. Das kann jedoch psychisch belasten: Vor den Eltern haben die Kinder ein schlechtes Gewissen – entweder geben sie den Fehltritt zu, oder sie müssen lügen. Wenn Kinder wirklich an Zöliakie erkrankt sind, muss man diese Nebeneffekte der Diät in Kauf nehmen. Aber einem eigentlich gesunden Kind sollte man sie ersparen.

Auch körperliche Schäden sind möglich, wenn Eltern ihren Kindern strenge Diäten vorschreiben. Sibylle Koletzko sieht in ihrem Behandlungszimmer auch Kinder, die zum Beispiel einen schweren Mangel an Kalzium haben, weil ihre Eltern ihnen Milchprodukte verweigern – in dem Glauben, ihnen etwas Gutes zu tun. »Deshalb muss eine Diät bei Kindern vorsichtig verordnet werden, wie ein Medikament mit Nebenwirkungen«, sagt Sibylle Koletzko. Auch mit Kindern macht sie deshalb den Doppelblindtest: Sie gibt den Familien Essen mit und lässt sie Tagebuch führen. Weder Ärzte noch Eltern und Kinder wissen, ob der möglicherweise belastende Stoff enthalten ist oder nicht. Einmal kamen Eltern zu Sibylle Koletzko, die überzeugt waren, ihr Kind habe eine Zuckerallergie. »Es gibt keine Zuckerallergie«, sagte die Ärztin ihnen. »Aber wenn unser Kind Zucker isst, muss es sich übergeben«, antworteten die Eltern – und führten es vor, das Kind übergab sich tatsächlich. »Es hatte es so gelernt, das war wie ein Pawlow'scher Reflex«, erklärt Koletzko. Später gab sie dem Kind Muffins, einen mit normalem Zucker und einen mit Fruktose. Das Kind vertrug beide gut, sie schmeckten ihm sogar. Die Eltern ließen sich überzeugen und erlaubten dem Kind, wieder Zucker zu essen. Zu diesem Zeitpunkt hatte das Kind aber schon zwei Jahre lang darauf verzichtet. »Erwachsene können sich selbst auf Diät setzen, das kann jeder für sich selbst entscheiden«, sagt Sibylle Koletzko. »Aber Kinder können sich nicht wehren.«

3

Morbus Google –
Wie Gesundheitsmythen entstehen

Die wichtigste Regel bei Wehwehchen aller Art lautet bekanntlich: nicht googeln! Natürlich tun wir es doch – und werden krank und kränker. Ist der Verdacht einmal gesät, wird man die Unverträglichkeit von Laktose, Histamin oder Gluten kaum mehr los. Selbst wer sich rundum wohlfühlt, kann es mit der Angst zu tun bekommen. Selbsternannte Experten in Onlineforen und Celebrities mit sorgsam gepflegten Modekrankheiten machen uns zu Fällen für die »Frei von«-Industrie.

Man hört was, man liest was, horcht tief in sich hinein, und irgendwann ist sie da, die große Frage: »Bin ich auch krank?« Zeitungen und Zeitschriften berichten immer häufiger über Nahrungsmittelunverträglichkeiten. Das bestätigt ein Blick ins elektronische Archiv – seit dem Jahr 2000 hat die Zahl der veröffentlichten Artikel kontinuierlich zugenommen. Nicht immer wird eingeordnet, ob es ein Krankheitsbild überhaupt gibt, oder erwähnt, dass es nur extrem selten vorkommt. Manche Zeitschriften scheuchen die Leser auf, indem sie den Eindruck vermitteln, Unverträglichkeiten gegen Grundnahrungsmittel wie Brot seien die neuen Volksleiden.

»In Artikeln sind oft die Symptome aufgelistet, mit denen sich Unverträglichkeiten äußern. Die Patienten setzen dann Häkchen hinter die, die sie bei sich selbst beobachten«, weiß Imke Reese aus ihrer Erfahrung als Ernährungstherapeutin. Für manche stehe die Diagnose nach zwei, drei Häkchen schon fest. Nur sind gerade bei Nahrungsmittelunverträglichkeiten die Anzeichen oft so unspezifisch, dass sich jeder darin wiederfindet – Bauchschmerzen, müde, Grummeln, Blähbauch, so äußert sich auch ein völlig intakter Körper manchmal. Besonders anfällig für Selbstdiagnosen sind Menschen, die wirklich Beschwerden haben und verzweifelt nach einer Erklärung dafür suchen. Man kann sie verstehen, denn natürlich wollen sie eine Ursache finden, um etwas verändern zu können. Nur führt die Suche angesichts all der möglichen und medial teils heftig ventilierten Erklärungen leicht auf die falsche Fährte. Ist der Verdacht einmal gesät, fangen viele an zu googeln. Nach »Gluten« suchen die Menschen im Internet seit 2009 öfter, seit 2012 sogar deutlich öfter, wie die Kurve auf Google Trends zeigt.[45] Auch der Begriff »Laktoseintoleranz« wird seit 2009 immer häufiger bei Google eingegeben. »Es kommt vor, dass Patienten zum Hausarzt gehen, ihm einen Artikel über eine Unverträglichkeit oder einen Ausdruck aus dem Internet auf den Tisch legen und fragen: Habe ich das nicht auch?«, erzählt Johann Ockenga, Professor für Innere Medizin und Gastroenterologie am Uniklinikum Bremen-Mitte. »Oft ist es schwer, den Patienten von dieser Vorstellung zurückzuholen. Wir Mediziner sprechen in solchen Fällen von Morbus Google.«

Christine Behr-Völtzer beobachtet, dass die einzelnen Diagnosen wie Moden kommen und gehen: »Vor ein paar Jahren hatten alle plötzlich Laktoseintoleranz, dann kam Fruktose, danach Histamin, und jetzt haben die meisten Angst vor Gluten«, sagt die Professorin für Ernährungswissenschaft und Ernährungsberaterin an der Hochschule für Angewandte Wissenschaften Hamburg. »Ich blättere regelmäßig Zeitschriften durch. Dann weiß ich, welche Diagnosen die Patienten als Nächstes befürchten.«

Cyberchondrie

Als ich selbst mich im Symptome-Googeln ausprobiere, komme ich schnell zu der Erkenntnis: Wer sich im Internet nur eine Nahrungsmittelunverträglichkeit einfängt, hat sogar Glück gehabt. Man kann hier auch schlimmere Diagnosen bekommen. Als ich probeweise »Bauchschmerzen« in das Suchfeld eintrage, wird mir in der Trefferliste angezeigt, was das Medizinportal *Onmeda* zu dem Symptom anbietet. Dass die Ursache harmlos sein kann, steht dort weit unten. Erst einmal ist nicht etwa die Rede von Fencheltee, Zwieback oder Sofa, sondern ich lerne: »Bauchschmerzen sind ein Symptom, das als Anzeichen für zahlreiche Magen-Darm-Erkrankungen infrage kommt.«[46] Der Begriff »Magen-Darm-Erkrankungen« verlinkt auf eine andere Seite des Portals, hier kann ich zwischen diversen Horrordiagnosen frei wählen: Amöbenruhr, Fuchsbandwurm, Cholera und natürlich Krebs, Krebs, Krebs.

Das macht Angst. In der medizinischen Fachwelt spricht man von Cyberchondrie, der Begriff kommt sogar in wissenschaftlichen Publikationen vor. Er beschreibt das, was passiert, wenn Patienten ihre Symptome googeln und daraufhin erst richtig krank werden. Etwa 60 Prozent der Internetnutzer suchen online nach gesundheitsbezogenen Informationen.[47] Als das Unternehmen Microsoft gut 500 Menschen zum Symptome-Googeln befragte, bestätigten die Antworten, was man gemeinhin vermutet: Suchmaschinen können die Sorgen um die Gesundheit verstärken. Und zwar macht Dr. Google vor allem dann krank, wenn die Nutzer sich besonders viele Websites durchlesen, wenn die Informationen dort reißerisch formuliert sind und wenn die Nutzer dazu neigen, sich verrückt machen zu lassen anstatt rationale Erklärungen für ihre Beschwerden zu suchen.[48] Insbesondere sind Menschen, die Unsicherheit schlecht aushalten, anfällig für Cyberchondrie, fanden amerikanische Psychologen heraus. Je schlechter jemand mit Unsicherheit zurechtkommt, desto mehr verstärkt häufiges Symptome-Googeln die Angst um die Gesundheit.[49]

Wozu das schlimmstenfalls führen kann, wenn man zu Krankheitsängsten neigt, lässt sich im Forum *Psychic.de* nachlesen. »Mensch, ich bin mit den Nerven runter! Es ist mitten in der Nacht. Ich sollte längst im Bett liegen«, schreibt ein Nutzer, der sich Linus42 nennt. »Ich selbst VERBIETE immer sämtlichen Leuten zu GOOGELN! Meine Hausärztin hat es mir ebenso verboten. Nun – nach MONATEN habe ich es GERADE EBEN wieder gemacht. GEGOOGELT!« Etwas Durchfall habe er gleich als Darmkrebs diagnostiziert, wegen eines blauen Flecks fürchte er nun Leukämie, hinter einem Pickel vermute er einen bösartigen Tumor. Was Linus beschreibt, hat nichts mehr zu tun mit den lustigen Alltagshypochondern, die einem von einer interessanten neuen Krankheit erzählen und sich fragen, wo man die wohl bekommt. Der Mann hat wirklich Panik: »Kann mich kaum beruhigen. Ich bin außer mir und kann meine Angst kaum in Worte fassen.« Die anderen Forenmitglieder versuchen, ihn zu beruhigen, und erzählen von ihren eigenen aktuellen Google-Irrtümern (»plötzlicher Herztod«, »Sekundentod«). Einer probiert es mit Selbstironie und stellt ein Lied der Band *Die Ärzte* ins Forum: »Gestern Nacht ist meine Freundin explodiert. Ich hatte nicht damit gerechnet, darum bin ich blutverschmiert.«

Als ich all das lese, bin ich froh, dass ich selbst nicht zur Hypochondrie neige. Das muss furchtbar sein. So rette ich mich auf *Onmeda* vor Krebs und Cholera unbeschadet zurück auf die vorige Seite und lese weiter: »Häufig hängen Bauchschmerzen mit harmlosen Ursachen zusammen, wie etwa einer ungünstigen Ernährung oder einer Nahrungsmittelunverträglichkeit.« Auch der letzte Begriff ist verlinkt, über ihn gelangt man direkt zu Laktose- und Histaminintoleranz, Zöliakie und Lebensmittelallergien. Hätte ich wirklich Bauchschmerzen und wäre auf der Suche nach einer Erklärung, ich würde mich an die Unverträglichkeiten halten. Die Diagnose hat gegenüber den Alternativen doch einige Vorteile. Man kann die Beschwerden in den Griff bekommen, indem man einfach auf bestimmtes Essen verzichtet – ein geringes Opfer für jemanden, der gerade noch fürchten musste, er beherberge einen Fuchsbandwurm in seinen Eingeweiden.

Andere Seiten sind ähnlich aufgebaut: Wer sich online bei der Techniker Krankenkasse erkundigt, was hinter seinen Bauchschmerzen stecken könnte, bekommt die ganze Palette aufgetischt, Leberzirrhose, Salmonellen, Hepatitis, diverse Sorten von Geschwüren und Krebs. Mitten in der Liste findet sich, als eine Art Rettungsinsel, die Laktoseintoleranz.[50] Dass Bauchschmerzen gar nicht auf eine Krankheit hinweisen müssen, erfährt man auf dieser Seite nicht. Die Medizinportale tragen mit dieser Dramaturgie womöglich dazu bei, dass sich jemand, der eigentlich gar nichts hat, sondern nur harmlose, vorübergehende Bauchschmerzen, mit Nahrungsmittelunverträglichkeiten selbst diagnostiziert, einfach indem er sich für das geringere Übel entscheidet.

Diagnose ohne Arzt

Die Symptome einiger Intoleranzen sind so unspezifisch formuliert, dass sich praktisch jeder damit identifizieren kann: Bauchschmerzen, Blähungen, Müdigkeit. Ein Besuch in Onlineforen, in denen medizinische Laien sich auf der Basis von Halbwissen munter gegenseitig diagnostizieren und beraten, kann die Idee festigen. Dort sammeln sich Berichte von Betroffenen und vermeintlich Betroffenen, die sich über ihre Leiden austauschen und einander in ihren selbstgestellten Diagnosen bestätigen – wer braucht dazu schon einen Arzt? So hat sich der Mythos, unsere Grundnahrungsmittel wie Brot und Milch machten krank, verselbstständigt.

Wer sich in solchen Foren umsieht, kann schnell nachvollziehen, wie eine selbstgemachte Unverträglichkeit zustande kommt. Im Portal *Medi.de* bittet ein Nutzer um Hilfe, weil die Tochter immer Bauchschmerzen habe. Obwohl er schreibt, Laktose, Fruktose und Gluten hätten sie schon testen lassen, beharrt ein Forenmitglied darauf, das Kind müsse an einer Unverträglichkeit von Gluten oder Laktose leiden. »Sich nur auf Tests zu verlassen – hat es was gebracht? Offensichtlich nein. Also mal selbst loslegen …« Die Antwort der Eltern: »Klar haben wir schon alles Mögliche selbst ausprobiert. Auch Gluten komplett weggelassen. Aber es bringt alles nichts.« Daraus folgert der Glutenskeptiker nicht etwa, dass er falschlag, sondern dass die Diät nicht streng genug war: »Ich weiß aus Erfahrung, dass man das recht luschig machen kann. Man macht das mal 2 Tage und merkt nichts. Ich meine mit konsequent durchführen mehrere Wochen bis Monate. Gluten und Milchprodukte weglassen, so würde ich anfangen.«

Immer wieder erstaunlich ist das Selbstbewusstsein der Forennutzer in medizinischen Fragen, für die sie in der Regel nicht qualifiziert sind. So wie in den Reaktionen auf diese Frage eines Pizzabäckers: »Ist es gesund, glutenfrei zu essen, wenn man keine Allergie hat?« Ihm falle auf, dass viele Menschen glutenfreie Produkte essen, weil sie denken, diese seien gesünder. »Ich habe ein Pizzarestaurant, in dem wir auch glutenfreie Pizza verkaufen, die geht weg wie warme Semmeln.« Es gebe eine Variante mit einer speziellen Sauce, die aber Gluten enthält. »Das sage ich den Kunden und frage, ob ich die Sauce weglassen soll, aber nein, nein, das geht schon in Ordnung, wir wollen nur ein wenig auf unsere Gesundheit achten und weniger Gluten essen«, antworteten diese dann. Verwirrt fragt der Pizzabäcker, ob denn Gluten nun für alle Menschen schädlich sei. Die Nutzerin »lalalaura« antwortet bestimmt: »Glutenfreie Ernährung ist für die Verdauung schon besser. Wer damit Probleme hat, tut sich etwas Gutes damit, glutenarm / glutenfrei zu leben.« Eine Patientin, die selbst an Zöliakie leidet, schreibt: »Dass die glutenfreie Ernährung mit Sicherheit schonender für die ganze Verdauung einschließlich bzw. hauptsächlich für den Dünndarm ist, ist ja bekanntlich durch die Zöliakie nachgewiesen.«

Was für eine verquere Logik – Zöliakie ist eine schwere Erkrankung, an der nur sehr wenige Menschen leiden. Für diese ist Gluten schädlich, nicht aber für Menschen ohne diese Krankheit.

Doch die Mythenbildung geht noch weiter: »Es wird sogar behauptet, dass jeder, der nicht von der Zöliakie betroffen ist, sich zweimal im Jahr mal 4 Wochen lang glutenfrei ernähren sollte.« Das sei »Urlaub für seinen Verdauungstrakt«. Da widerspricht dann doch jemand zu Recht: Es sei »vollkommen idiotisch«, als Gesunder auf Gluten zu verzichten.

Als ich selbst auf *Gutefrage.net* unbedarft in die Runde frage, ob Gluten denn nun schädlich sei, bekomme ich unterschiedliche Antworten. Nein, für die meisten Menschen sei es ein normales Nahrungsmittel, schreibt einer angenehm nüchtern. Ein anderer rät: »Wenn du oft Verdauungsprobleme hast, versuch mal eine Weile auf Weizenmehl zu verzichten, also auch keine Kekse etc. Wenn du dich dann besser fühlst, würde ich mich dann noch mal genauer damit beschäftigen.«

Und ein Forenmitglied schickt mir einen Link, der auf die

Seite *Urgeschmack.de* führt. Erster Eindruck: Ein Mann mit Glatze sieht mich an, hinter ihm grüne Hügel. Er stellt sich vor als Felix Olschewski und rät mir, sein *Urgeschmack Dessertbuch* zu kaufen. Darin stehen Rezepte für Kuchen und Desserts, die frei von fast allem sind: ohne Gluten und überhaupt ohne Getreide, auch sonst nur mit wenig Kohlenhydraten, ohne Zucker und ohne Milch. Von einer Glutenunverträglichkeit sei schließlich potenziell jeder betroffen, schreibt der Autor. Seine Ratschläge entsprechen weitgehend der Steinzeitdiät, bei der man auf Milch- und Getreideprodukte verzichtet, weil der Urmensch diese schließlich auch noch nicht aß. Auf der Seite »Über Felix« spricht er viel von Liebe, Leidenschaft und Natur. Und über seine Mission: »Mit Urgeschmack zolle ich der Natur und der Esskultur Tribut und versuche zugleich, möglichst vielen Menschen bei der Suche nach ihrer optimalen Ernährung zu helfen.«

Der Autor ist nicht etwa Mediziner oder Ernährungswissenschaftler, sondern stellt sich als Künstler, Produzent und Musiker vor und verlinkt auf sein erstes Soloalbum *Blood and Souls*, mit dem er »Neueinsteigern die Tore zu härterer Musik« öffnen möchte. Dass er sich auch mit Ernährung auskennt, beweist er mit dem Link auf Geschichten von Menschen, die dank seiner Tipps abgenommen haben, glücklicher und gesünder leben. Vorher-nachher-Geschichten sind ein beliebtes Mittel selbsternannter Ernährungsgurus. Ein Ehepaar kann besser schlafen, seit es Steinzeitdiät macht, ein Mann namens Steffen hat keine Magenschmerzen mehr, eine Frau namens Nicola, die sich vorher gelegentlich depressiv fühlte, hat jetzt »durchgehend gute Laune«.

Da liegt der Gedanke nahe: Wenn denen das hilft, wird es mir mit der speziellen Ernährung auch besser gehen. Und fertig ist die Nahrungsneurose. Die Grenzen zwischen wirklich Betroffenen, die auf Gluten oder Laktose verzichten müssen, und den selbstdiagnostizierten Modeintoleranten verschwimmt.

Was nach den Ausflügen durch die Onlinewelten des medizinischen Halbwissens im Gedächtnis hängen bleibt, sind diffuse Faustregeln: Gluten und Milch stehen für schlaflose Nächte, Bauchschmerzen, schlechte Stimmung – Gluten und Milch weglassen heißt Wohlfühlen, guter Schlaf und gute Laune, irgendwie insgesamt besser. Ob das nun für Kranke oder für Sensible gilt oder für alle, spielt dabei schon keine Rolle mehr.

Prinzessinnen heiraten glutenfrei

Befeuert wird der Trend zum Weglassen von all den Celebrities, die neuerdings – meist ohne medizinische Notwendigkeit – Gluten meiden und die Welt über die wundersame Wirkung ihres Verzichts auf dem Laufenden halten. So wird durch den Einsatz der Stars ein für die meisten Menschen völlig harmloser Inhaltsstoff dämonisiert, zur Freude der Nahrungsmittelindustrie. Neben vielen anderen haben Lady Gaga und Victoria Beckham schon alles Gluten von ihren Tellern verbannt. Das Model Miranda Kerr veröffentlichte in einem Onlinemagazin ein Rezept für glutenfreie Muffins, das seitdem als Beauty-Geheimnis gehandelt wird. Und die schwedische Kronprinzessin

Victoria ließ bei ihrer Vermählung den mehr als 500 Gästen eine gigantische glutenfreie Hochzeitstorte servieren. Besonders sendungsbewusst treten die Schauspielerinnen Gwyneth Paltrow, Jessica Alba und Miley Cyrus und der Tennisspieler Novak Djokovic auf.

Gwyneth Paltrows neues Kochbuch *Meine Rezepte für Gesundheit und gutes Aussehen* beginnt verwirrend. Ein Mann namens Dr. Habib Sadeghi, der als Osteopath vorgestellt wird, schreibt in einem esoterischen Vorwort, es gebe keine guten und schlechten Lebensmittel. Diese Einteilung entstehe aus einer Intellektualisierung des Essens, dabei handele es sich doch um eine sinnliche, spirituelle Erfahrung. »Indem wir die Nahrung, welche die Erde uns schenkt, in unseren Körper aufnehmen, werden wir mit ihr eins.« Daraus entstehe eine »heilige Verbindung«. Der Autor setzt sich beherzt dafür ein, dass Nahrung gut schmecken müsse, denn ohne Genuss nehmen wir angeblich weniger Nährstoffe auf.

Verwirrend ist dieses Plädoyer deshalb, weil schon der Untertitel des Buchs eine recht klare Einteilung in gute und schlechte Nahrungsmittel nahelegt: *Genießen ohne Gluten, Zucker und Laktose.* Welche Lebensmittel verboten sind und wie man das, was dann überhaupt noch als genießbar übrig bleibt, ansprechend zubereitet, davon handelt das Buch. In der Einleitung erzählt Gwyneth Paltrow, wie sie wegen zu viel Stress einen Zusammenbruch erlitt und wie ihr danach ein Arzt half. Er habe ihr zu einer sogenannten Eliminationsdiät geraten, »um meinen Körper zu reinigen, meinen Darm wieder ins Lot zu bringen und den Körper mit den benötigten Nährstoffen zu versorgen«. Die Liste der von nun an verbotenen Lebensmittel ist lang: Kaffee, Alkohol, Milch-produkte, Eier, Zucker, Schalentiere, Tiefseefische, Kartoffeln, Tomaten, Paprika, Auberginen, Mais, Weizen, Fleisch, Soja.

Was genau an all diesen Lebensmitteln schädlich sein soll, erfährt man nicht. Und auch nicht, ob es sich um Gwyneth Paltrows ganz persönliche schwarze Liste handelt oder um Nah-rungsmittel, die uns alle vergiften. Seit einigen Jahren folge sie nun grundsätzlich dieser Ernährung, schreibt die Schauspie-lerin, besonders streng halte sie sich daran, wenn sie »es etwas übertrieben habe« oder wenn sie ihren Körper »aufbauen oder entschlacken möchte«. Jedenfalls scheint sie so überzeugt davon zu sein, dass sie viele Rezepte im Buch mit E für Eliminations-diät kennzeichnet: Suppe aus den Blättern der Roten Bete etwa, Quinoa mit Kürbis und Frühlingszwiebeln oder Saft aus Grün-kohlblättern, Apfel und Minze. Was Gwyneth Paltrow zu sich nimmt, wenn sie es mal so richtig übertreibt, bleibt offen. Denn wenn sie nicht der Eliminationsdiät folgt, dann ernährt sie sich immer noch recht eingeschränkt, denn »in meiner Familie ver-trägt niemand Gluten, Milchprodukte oder Hühnereier sowie noch ein paar andere Dinge, von denen ich immer dachte, sie wären gesund«.

Trotzdem richtet sie sich mit ihrem »Frei von«-Kochbuch nicht nur an diejenigen, die wegen Unverträglichkeiten auf Gluten und Laktose verzichten müssen, sondern auch an alle, die »sich ein-fach gesünder ernähren wollen«. Würde sie nur diejenigen an-sprechen, die wirklich aus medizinischer Notwendigkeit auf Lebensmittel verzichten, wäre die Zielgruppe für das Kochbuch recht klein. Damit sich das Werk gut verkauft, muss die Sonderkost zum Heilsbringer für alle werden. So trägt auch die prominente Schauspielerin dazu bei, Gluten und Laktose generell zu verdammen. Dass manche Menschen sich in der Auswahl ihres Essens bisher gar nicht einschränken, scheint sie zu irritieren: »Vielleicht befolgen Sie die Blutgruppendiät oder die Steinzeitdiät, vielleicht ernähren Sie sich makrobiotisch oder folgen einer 21-Tage-Entschlackungsdiät, oder aber Sie folgen überhaupt keinem Plan und suchen nach Orientierung.« Wer also noch keine wohlklingende Ernährungslehre für sich entdeckt hat, folgert sie offenbar, der müsse orientierungslos sein. Erst wer eine Reihe von Lebensmitteln für tabu erklärt, findet seine Ess-Identität und sich selbst. Die Koautorin Julia Turshen illustriert mit ihrer persönlichen Geschichte, wie man sich selbst findet durch die Entdeckung guter Nahrungsmittel und den Verzicht auf böse. Sie beschreibt sich als pummeliges Kind und als übergewichtige und unglückliche Jugendliche. »Zu Zeiten meines höchsten Körpergewichts war ich seelisch auf dem absoluten Tiefpunkt.« Doch mit Gwyneth Paltrow dieses Buch zu machen habe ihr Leben verändert. Dank der Schauspielerin und deren Ernährungsphilosophie habe sie gelernt, besser zu kochen und zu essen, sie nahm ab – und fand Selbstliebe.

Jessica Alba spielt in ihrem Buch *The Honest Life: Living Naturally and True to You* die naive Mutti, die durch die Sorge um das Wohl ihrer Kinder plötzlich merkt, dass die ganze Welt voller Gift ist. Sie erzählt von einem Schlüsselerlebnis: Als sie mit ihrem ersten Kind hochschwanger war, habe sie die Babykleidung mit einem Mittel gewaschen, das ihre Mutter früher selbst benutzt und empfohlen habe. Als Jessica Alba die Packung öffnete, musste sie jedoch in einem fort niesen, und als sie die Wäsche aufhängte, bekam sie einen Ausschlag an der Hand. Daraufhin habe sie angefangen, Fragen zu stellen, und herausgefunden, dass die Unternehmen heutzutage jede Menge Chemikalien verwendeten, deren Auswirkungen auf die Gesundheit nicht untersucht seien. Mit Werbekampagnen machten sie einem vor, ihre Produkte seien sicher und umweltfreundlich, obwohl das gar nicht stimme. »Das nennt man ›Greenwashing‹, und es Macht. Mich. Wütend«, schreibt sie. »Das ist so unehrlich!« Die Ökoprodukte, die es bereits gebe, seien teuer – und hässlich. Deshalb gründete sie die Honest Company, die Ehrliche Firma. Während es anderen Unternehmen um Profit geht, möchte Jessica Alba Werte verteidigen. Die »ungiftigen« Haushaltsprodukte, die sie mit ihrer Ehrlichen Firma verkauft, sind zwar auch teuer, dafür aber »superniedlich«. Das Buch bewirbt nicht nur die Produkte ihrer Firma, sondern breitet deren gesamte Philosophie aus. »Ich möchte meine Version eines gesunden, natürlichen Lebensstils mit Ihnen teilen – ich nenne ihn das Ehrliche Leben.« Dazu gehört auch Ehrliches Essen, Kapitel eins. Dass Gluten schlecht ist, setzt Jessica Alba als selbstverständlich voraus. Sie empfiehlt von Natur aus glutenfreies Quinoa und ein Korn namens Farro, das Weizen ähnelt, aber weniger Gluten enthält. Der Leser erfährt, dass Jessica Albas Ehemann am Wochenende gerne Pancakes aus einer Glutenfrei-Backmischung zaubert. Pizza macht Familie Alba mithilfe von fertigen Böden aus braunem Reis, die Tochter bekommt tagsüber zwischendurch glutenfreie Brezeln. Das Mädchen habe zwar keine Glutenunverträglichkeit, ihre Verdauung sei aber besser, wenn sie nur wenig Gluten esse, schreibt

Jessica Alba. Dass Gluten nicht zum Ehrlichen Leben passt, bedarf offenbar nicht einmal einer Erklärung.

Als die Schauspielerin und Sängerin Miley Cyrus 2012 extrem abgenommen hatte, wurde eine Zeit lang spekuliert, sie sei magersüchtig. Auf Twitter wies sie die Gerüchte zurück und erklärte: »Ich habe eine Gluten- und Laktoseallergie. Es geht nicht um Gewicht, sondern um Gesundheit.« Welche Diagnose sie genau meint, bleibt unklar. Weder die Zöliakie noch die Glutensensitivität sind Allergien, eine tatsächlich allergische Reaktion auf Bestandteile von Weizen gibt es zwar, sie kommt aber selten vor. Gegen Laktose kann man eine Intoleranz haben, eine Allergie allerdings würde sich gegen Milcheiweiß richten. Aber so genau muss man es hier nicht nehmen, da Miley Cyrus ohnehin allen Menschen, ob von einer Unverträglichkeit betroffen oder gesund, pauschal zum Verzicht auf Gluten rät. Denn seit sie das Getreideeiweiß weglasse, habe sie nicht nur abgenommen. »Die Veränderung deiner Haut, deiner physischen und psychischen Gesundheit ist erstaunlich«, schrieb sie. Und: »Gluten ist sowieso Mist!«

Die Unbesiegbar-Diät

Das vielleicht wirksamste Marketing bekam der Glutenfrei-Mythos durch den Tennisspieler Novak Djokovic. Lange wurde der Sportler von Reportern als bloßer Tennis-Clown belächelt, der zwar die Fans mit lustigen Nummern unterhielt, es aber nie ganz an die Weltspitze schaffte. Immer stand er im Schatten der ganz Großen, Roger Federer und Rafael Nadal. Andere Spieler machten sich über ihn lustig, weil ihm bei Turnieren manchmal die Puste ausging und er aufgeben musste. Dann kam das Jahr 2011, und Djokovic gewann und gewann und gewann – 43 aufeinanderfolgende Matches, zehn Titel und drei Grand Slams. Das Geheimnis seines Erfolgs: kein Gluten mehr! Auch er hat sein Rezept für ein besseres Leben in einem Buch ausgebreitet: *Siegernahrung. Glutenfreie Ernährung für Höchstleistung.*

In Djokovics Geschichte spielt ein serbischer Arzt eine wichtige Rolle. Als der Tennisspieler bei einem Turnier eine körperliche Krise hatte, schaute der Arzt vor dem Fernseher zu. Das genügte für die Ferndiagnose – Nahrungsmittelunverträglichkeit. Der Arzt suchte Kontakt zu Djokovic, der auch Serbe ist, und untersuchte ihn. Darüber schreibt Djokovic: »Er legte meine linke Hand auf meinen Bauch und streckte meinen rechten Arm zur Seite aus.« Der Arzt drückte den Arm dann einen Moment lang nach unten, Djokovic hielt mühelos dagegen. Dann gab der Arzt ihm eine Scheibe Brot in die Hand. Djokovic sollte das Brot an seinen Bauch halten und den anderen Arm wieder ausstrecken. Als der Arzt jetzt noch einmal den Arm des Tennisspielers herunterdrückte, hielt der kaum stand. »Ich war deutlich schwächer«, schreibt Djokovic. Der Arzt erklärte ihm: »Das ist ein Anzeichen dafür, dass Ihr Körper den Weizen im Brot abstößt.« Der Test kommt aus der sogenannten Kinesiologie, manche Heilpraktiker wenden ihn ernsthaft zur Diagnose an.

Zusätzlich habe der Arzt ihn mit wissenschaftlich fundierten Tests analysiert, schreibt Djokovic. Diese hätten ergeben, dass er

»eine starke Intoleranz gegen Weizen und Milchprodukte sowie eine leichte Intoleranz gegen Tomaten« habe. Was damit genau gemeint ist, lässt er offen. Obwohl Djokovic seinen Verzicht als notwendige Reaktion auf ein ganz persönliches medizinisches Problem darstellt, empfiehlt er seine neue Ernährung nicht nur denjenigen mit derselben Diagnose, sondern – jedem. Er habe einfach nur ein paar Tage lang Gluten gemieden, und sein Körper habe sich sofort besser angefühlt. »Ich war leichter, schneller, mein Kopf war klarer. Nach zwei Wochen wusste ich, dass mein Leben sich verändert hatte.« Nach weiteren »kleinen Anpassungen« – weniger Zucker und keine Milchprodukte mehr – habe er bereits morgens beim Aufwachen gemerkt, dass er nicht mehr derselbe war. »Ich sprang aus dem Bett und stürzte mich in den neuen Tag.« Und ihm sei klar geworden, dass er seine Erkenntnisse mit anderen teilen wolle. »Wenn die positiven Veränderungen, die Sie vornehmen, auch nur halb so viele Auswirkungen auf Ihr Leben haben wie meine auf mein Leben, dann werden Sie überglücklich sein, und ich werde mich mit Ihnen freuen.«

Deshalb gibt es in seinem Buch einen Teil mit Rezepten, die ohne diesen Rahmen recht unspektakulär daherkämen (bis auf einen außergewöhnlichen Smoothie aus den bei Prominenten offenbar beliebten Grünkohlblättern, hier mit Bananen und Schokoladensirup) – ein Burger ohne Brötchen, ein Pastagericht aus glutenfreien Nudeln, hier ein gegrilltes Steak, dort Lachs mit Kräutern. Ihre Magie entfalten die Gerichte erst, als Djokovic noch einmal im Detail seine persönliche Vorher-nach-her-Geschichte erzählt. Mit Gluten: bei einem harten Match körperlicher und psychischer Zusammenbruch. Ohne Gluten:

geistige Klarheit und körperliche Superkräfte. »Ich hatte den letzten wichtigen Schritt geschafft, um mit den Besten der Welt mithalten zu können. Um der Beste der Welt zu werden.«

Und wieder einmal wird eine ganz persönliche Erfahrung durch einen prominenten Fürsprecher zu einer Wahrheit, die für uns alle gelten soll. Glutenfrei steht nicht nur für schlanker, gesünder, ehrlicher und glücklicher, sondern seit Novak Djokovic auch für: unbesiegbar.

WARUM WIR SO EMPFINDLICH
GEWORDEN SIND

4

Mein Essen und ich

*Sollen die ordinären Allesfresser doch Glutamatsuppe und Killer-
baguette in sich hineinstopfen. Wer bewusst mit sich umgeht (und
das auch zeigen will), wählt das Essen heute sorgfältig aus. Auf
Nahrung zu verzichten, die schlecht ist oder auch nur einen schlechten
Ruf hat, demonstriert Selbstdisziplin und Verantwortungsbewusst-
sein – Werte, die in unserer Zeit hoch angesehen sind. Beim Essen
wählerisch zu sein hat in der Geschichte des Menschen eine lange Tradition. Der Picky Eater, der selbst altbekannte Grundnahrungsmittel
als unverträglich ablehnt, treibt diese Entwicklung ins Extreme.*

Ich habe mal zwölf Jahre lang kein Fleisch gegessen. Das irri-
tierte viele, zumindest zu Beginn meiner fleischfreien Zeit in den
neunziger Jahren waren Vegetarier noch fremde Wesen. Entweder kommentierten die Fleischesser um mich herum mit leicht
verspanntem Humor das, was auf ihren Tellern lag (»Muh, das
hat mal gelebt«), oder sie warfen mir moralische Inkonsequenz
vor (»Du trägst doch auch Schuhe aus Leder«). Obwohl ich nicht
vorhatte, irgendwen zu bekehren, wurde ich als Moralistin mit
Sendungsbewusstsein wahrgenommen.

Seit einer Weile esse ich wieder Fleisch, nur selten und dann gut. Die Wende brachte ein halbes Jahr in Südamerika. Kürzlich gab mir eine Gourmet-Zeitschrift den Auftrag, einen Artikel über »Die neue Lust auf Edel-Fleisch« zu schreiben. Zur gründlichen Recherche gehörte, mehrere Steaks zu probieren. Die Stücke waren von bester Qualität und hatten einen Herkunftsnachweis zum Wohlfühlen: Sie stammten von Wagyu-Rindern, die auf einer Ranch in Nebraska (kleiner Familienbetrieb in fünfter Generation) von Cowboys rau, aber herzlich über die Weiden gescheucht und nach einem erfüllten Leben geschlachtet worden waren. Ich lud eine Freundin ein, und sie brachte einen Bekannten mit, über den sie sagte, er wisse das Gourmet-Fleisch bestimmt zu schätzen. Ich kaufte guten Rotwein und guten Wildkräutersalat und gab mir auch sonst Mühe. Auf dem Smartphone stellte ich mir die Stoppuhr, um die Steaks akkurat anzubraten und danach im Ofen genau richtig lange ziehen zu lassen. Als wir das Fleisch auf den Tellern anschnitten, zeigte sich, dass bei all dem guten Willen doch etwas schiefgelaufen war. Die Steaks waren innen nicht zartrosa wie geplant, sondern blutrot. Der männliche Gast sagte, er könne das so nicht essen. Wir brieten sein Steak in der Pfanne nachträglich ganz durch – was möglich ist, kulinarisch aber umstritten. Die Freundin und ich aßen roh – kulinarisch akzeptiert, aber doch seltsam. Ich speiste möglichst damenhaft und brachte die erlesene Herkunft der Steaks noch einmal zur Sprache, aber es half alles nichts. Halbrohes Tier verschwand in meinem Mund. Der fremde Gast fragte, ob er ein Foto machen dürfe.

Ich kenne also aus eigener Erfahrung die ganze Bandbreite dessen, was man über sich erzählen kann, allein indem man isst.

Geschichten von moralischer Überlegenheit, Geschichten von Barbarei.

Wie man sich ernährt, hat eine enorme Symbolkraft. Selbst wer es gar nicht beabsichtigt, erzählt mit dem Essen etwas über sich. Das Marktforschungsinstitut Rheingold Salon teilte 2012 auf der Basis von Tiefeninterviews zehn Ernährungstypen ein. Da gibt es zum Beispiel die »Großen Kinder«, die gerne mit Chips oder Fertigpizza auf dem Sofa hängen. Wie gesund die Nahrung ist, interessiert sie nicht, sondern nur, dass es schmeckt und dass die Portionen groß sind. Diese Menschen, die in ähnlichen Typologien auch weniger charmant »Die Maßlosen« genannt werden, wollen mit ihrer Ernährung bestimmt nichts über sich aussagen – und tun es doch. Sofort stellt man sich Jungs in WGs oder Familien in sozialen Brennpunkten vor.

Schon Details lösen ganz unterschiedliche Assoziationen aus. In dem Rheingold-Schema werden zwei Typen sehr ähnlich beschrieben: Die »Traditionalisten« sind familiär und mögen deftige Hausmannskost wie den klassischen Sonntagsbraten. Auch die »Tafelfreudigen« essen gerne im Kreis der Familie, auch bei ihnen gibt es Fleisch, dann aber eher die luftgetrocknete Salami aus der Toskana. Das Detail deftige Hausmannskost gegen italienische Salami genügt, um völlig unterschiedliche Bilder entstehen zu lassen. Die weiteren Ausführungen in der Typologie bestätigen nur noch, was man über die Tafelfreudigen ohnehin schon weiß: Sie kommen aus gutem Hause, pflegen einen gehobenen, kultivierten Lebensstil und finden es selbstverständlich, dass gute Lebensmittel auch mal etwas mehr kosten.

Manche nutzen die Ernährung ganz bewusst, um sich zu

inszenieren. Die »Wilden Jungs« demonstrieren über exzessiven Fleischgenuss ihre Männlichkeit, die »Food Poser« besitzen Designküchen, gehen dann zum Dinner aber doch lieber ins Restaurant, »Mr und Mrs Right« zeigen ihren gehobenen sozialen Status, indem sie viel Bio, gesund und nachhaltig essen. Und selbst indem man dem Essen ausdrücklich keine Bedeutung beimisst, kann man einen Lebensstil vorführen: Als »Maschinen« bezeichnen die Forscher Menschen, vorwiegend Männer, die körperlich und beruflich ambitioniert und leistungsorientiert sind. Sie kochen nicht, weil es sie von Wichtigerem abhalten würde. Auch das Essen selbst ist für sie rein funktional. Die Maschine tankt einfach nur Energie nach, damit sie reibungslos weiterläuft. Obwohl man nicht erfährt, was der Maschinenmann denn nun isst, hat man ihn ziemlich genau vor Augen.

Food Porn

In sozialen Netzwerken posten die Menschen so viele Bilder von ihrem Essen, dass diese Art der Fotografie schon eigene Namen bekommen hat: »Foodies« als Abwandlung der Selfies werden die Bilder genannt, oder »Food Porn«, weil auch hier Fleisch zur Schau gestellt wird. Gerade entstehen sogar neue soziale Netzwerke, die allein dazu da sind, dass Menschen anderen Menschen zeigen können, was sie so essen, zum Beispiel FoodieQuest. Hersteller von Digitalkameras bieten bereits Modelle mit besonderen Aufnahmefunktionen für Essensfotografie an.[1] Es fällt auf, dass Fotos von Frikadellen oder Würschtl in den Netzwerken eher selten auftauchen. Lieber zeigt man den Tafelspitz vom Müritzlamm aus dem Restaurant mit der Warteliste vor oder das selbstgemachte Soufflé, das nicht jedem gelingt – und inszeniert so seine ganz persönliche Ernährungsidentität.

Wenn Essen also Identität stiftet, was sagen dann die Sensiblen über sich aus? Welche Botschaft sendet jemand, der bestimmte Lebensmittel meidet, und zwar nicht aus medizinischer Notwendigkeit, sondern aus einem Lifestyle heraus? Empfindlichkeiten beim Essen dienen als Ausweis von Individualität.

Schon lange kaufen wir ein Auto nicht mehr profan serienmäßig, sondern lassen es mit Glasdach, Freisprechanlage und Lenkradheizung ausstatten. Wer eine Pauschalreise bucht, gibt sich als Teil der Masse zu erkennen – wer dagegen eine Persönlichkeit ist, fährt in das kleine Hotel in Südtirol, das Freunde empfohlen haben. Längst haben wir uns daran gewöhnt, auch das Essen ganz auf uns persönlich abzustimmen. Im Internet kann sich jeder Müsli, Tee, Pralinen, Eis und sogar Whisky-Blends nach seinen eigenen Vorlieben zusammenstellen. Essen als unverträglich abzulehnen ist eine Fortsetzung dieser Entwicklung. Wer bei der Bestellung im Restaurant der Bedienung seitenweise Sonderwünsche in den Block diktiert, muss schließlich selbst besonders sein.

Erste Restaurants stellen sich auf uns selbstverwirklichte Individualisten ein – und bieten lieber gleich Buffets an. Hier kann sich jeder aus einzelnen Bausteinen das zusammenstellen, was seinem Ernährungsstil entspricht. Der Teller ist dann so facettenreich und einzigartig wie die Persönlichkeit selbst. Aus diesem

Prinzip hat die Hamburger Restaurantkette *Season* ein Geschäfts-
modell gemacht: Hier können die Ernährungsindividualisten an
einem vegetarischen Buffet aus »innovativen, regionalen und
exotisch angehauchten Kreationen« das für sie Passende auswählen. Die Kette ist auf Gäste mit echten, aber auch auf die mit gefühlten Unverträglichkeiten eingestellt. Jeder Salat, jeder Auflauf
und jede Suppe ist hier gekennzeichnet. Auf Schildchen steht,
welche Inhaltsstoffe die Speisen enthalten und – viel wichtiger –
welche nicht. Die Kette richtet sich an vielbeschäftigte, erfolg-
reiche Großstädter: Zwischen zwei Geschäftsterminen könne
man hier schnell gesund essen, verspricht die Internetseite, man
genieße »in moderner Atmosphäre«. Der Slogan der Kette lautet, passend zur leistungsorientierten Zielgruppe, »Fit Fast Fresh
Food«. Was auf den Teller kommt, lässt man also nicht einfach
passiv geschehen, sondern trifft aktiv und sorgfältig die für einen
persönlich richtige Auswahl.

Doch die neuen Empfindlichkeiten beim Essen stehen für
noch viel mehr als einen Ausdruck von Individualität. Um richtig zu verstehen, warum es heute so verbreitet ist, sich über eine
eingeschränkte Auswahl von Nahrungsmitteln zu identifizieren,
muss man auch in der Vergangenheit und Gegenwart unserer
Esskultur wühlen – ohne sich dabei von Nostalgie in die Irre führen zu lassen. Erst Geschichten von römischen Orgien, Benimmregeln zur Haltung bei Tisch und einem Fettberg im Privatfernsehen bringen hier eine tiefere Einsicht.

Die Zähmung des Animalischen

Manche Sozialwissenschaftler sehen in der Zivilisierung des Essens den Beginn der menschlichen Zivilisierung überhaupt.[2] Der Mensch muss essen, er kann nicht anders, schließlich ist die Nahrungsaufnahme lebensnotwendig. Den Nährstoffbedarf, die Stoffwechselvorgänge und den Energieverbrauch des Körpers kann er nicht kontrollieren. In dieser Körperlichkeit ist der Mensch doch nur ein Tier, passiv der Natur unterworfen. Noch dazu handelt es sich beim Wesen Mensch um einen Omnivoren, einen Allesfresser. Somit rangiert er von seinen physiologischen Möglichkeiten her in der Nähe von Ratten und Schweinen. Keine gute Ausgangsposition, um sich zivilisiert zu geben.

Immerhin können Menschen zwischen all den für sie essbaren Nahrungsmitteln auswählen. Sie seien in der Lage, »ihre Essweise selbst zu bestimmen – also kulturell auszuwählen und zu bewerten«, schreibt Eva Barlösius, Professorin für Soziologie an der Universität Hannover.[3] Zum Menschen macht uns demnach, dass wir bewusst entscheiden können, was wir essen und worauf wir verzichten, was wir uns einverleiben und was wir ablehnen. Wählerisch zu sein gehört also zum Kern unseres Wesens.

Schon die Konvention, dass wir in unserem westlichen Kulturkreis keine Hunde, Katzen, Ratten oder Insekten essen, ist eine künstliche Einschränkung, denn physiologisch könnten wir diese Tiere durchaus verwerten. Insekten sind sogar besonders reich an Proteinen, Mineralien und Vitaminen. Dass wir sie in der Regel verschmähen, lässt sich nicht medizinisch erklären. Barlösius meint, dass auch die Empfehlungen der Ernährungswissenschaft eine Distanzierung vom Körper bewirken.[4] Überlässt man den Körper sich selbst, unterscheidet er nur grob Hunger, Durst und Appetit. Was genau er braucht, kann er nicht immer korrekt signalisieren, schließlich reagiert er auf den Anblick einer unverschämt ungesunden Schokotorte, die er garantiert nicht braucht, schon mal mit Heißhunger. Auch wie viele Kalorien man zu sich nimmt und wie es um Blutfettwerte und Cholesterinspiegel steht, spürt niemand zuverlässig selbst.

Die Wissenschaft übernimmt deshalb die Rolle, die Nahrungsbedürfnisse zu präzisieren und von unseren impulsiven Launen abzukoppeln. Und wer sich an den Empfehlungen der Ernährungswissenschaft orientiert, geht auf Abstand zum eigenen Körper. Er schaltet die Vernunft zwischen den Reiz Appetit und die Reaktion Essen. So kann man insbesondere Diäten und spezielle Ernährungslehren als Versuch deuten, die Natur in uns zu zivilisieren und Triebe zu zähmen. Indem wir verzichten, überwinden wir das Animalische in uns.

Neben der Auswahl der Speisen kann der Mensch die Art und Weise, wie er isst, kontrollieren und gestalten. Indem er eine ausgefeilte Esskultur und Kochkunst entwirft, nimmt er dem Essen das Niedere, Triebhafte und wertet es zu einem höherwertigen Bedürfnis auf. Die Kultur wird so zum Mittel, die Natur in uns zu bezwingen. Eva Barlösius beschreibt, wie schon Jäger und Sammler ein erlegtes Tier miteinander teilten. Die Urmenschen stürzten sich vermutlich nicht mit Gewalt auf das Fleisch, um möglichst viel für sich selbst zu erkämpfen, sondern befolgten Regeln, nach denen die Beute verteilt wurde. Ranghöhere bekamen zwar größere und bessere Stücke, wahrscheinlich symbolträchtige wie das Herz.[5] Aber auch Schwächere, die sich im Kampf nicht hätten durchsetzen können, wurden mit Nahrung versorgt. Diese Regeln für die Verteilung gelten als wichtige zivilisatorische Errungenschaft.[6] Sie allein bringen den Menschen allerdings noch nicht allzu weit vom Tierreich weg, denn auch dort gibt es bei vielen Arten Regeln, nach denen die Nahrung verteilt wird. Alphatiere bekommen oft die Filetstücke, aber auch Schwächere werden manchmal berücksichtigt. Forscher haben schon alte Löwinnen beobachtet, die von der erlegten Beute essen durften, obwohl sie nicht mitgejagt hatten.[7]

Der Mensch entwickelte seine Esskultur weiter. Er lernte, Feuer zu machen, und begann zu kochen. Der Kulturanthropologe Claude Lévi-Strauss beobachtete brasilianische Ethnien und deren Mythen und erkannte, dass das Kochen für sie die Kontrolle des Menschen über die Natur symbolisierte. Überlasse man ein Nahrungsmittel der Natur, werde es nach einer Weile verfaulen. Koche man es dagegen, vollende man »die kulturelle Transformation des Rohen (...), so wie die Fäulnis seine natürliche Transformation ist«, schreibt er in seinem Buch *Das Rohe und das Gekochte*.[8]

Kultur bedeutet hier, in den natürlichen Lauf der Dinge einzugreifen und diesen zu verändern. Auch wenn der Hunger tierisch ist, so gibt der Mensch ihm doch nicht unmittelbar nach, sondern schaltet einen komplizierten kulturellen Prozess dazwischen, in dem er Tiere aufzieht und Zutaten nach dem Regelwerk der Küche verarbeitet.

Richard Wrangham, Anthropologe an der Harvard University, sieht im Kochen mehr als einen symbolischen Akt: Indem unsere Vorfahren Nahrung erhitzten, machten sie diese sicherer, weil Keime abgetötet wurden. Und sie konnten mehr Kalorien aus der Nahrung ziehen, weil der Organismus nicht so viel Energie aufwenden muss, um Gekochtes zu verarbeiten.[9] Mit Rohkost ist er intensiver beschäftigt. »Die zusätzliche Energie brachte den ersten Köchen biologische Vorteile. Sie hatten bessere Überlebenschancen und zeugten mehr Kinder als zuvor«, schreibt Wrangham in seinem Buch *Catching Fire. How Cooking Made Us Human.* Dem Kochen hätten wir unser Menschsein zu verdanken. Die Natur durch die kulturelle Technik des Kochens zu seinen Gunsten zu verändern brachte dem Menschen also nicht nur symbolische Überlegenheit, sondern auch einen tatsächlichen Entwicklungsschub.

Tischdekoration in der Jungsteinzeit

Dass der Mensch lernte, Feuer zu machen, war auch der Beginn der gemeinsamen Mahlzeit. Zuvor waren Urmenschen in kleinen Horden umhergezogen. Anthropologen vermuten, dass sie sich Beeren, Schnecken oder Käfer gleich dort in den Mund steckten, wo sie sie fanden. Am Herdfeuer in der Höhle, im Zelt oder auf dem Lagerplatz machte es sich der Mensch dann gemütlich. Einige unserer frühen Vorfahren holten dazu sogar ihr gutes Geschirr heraus. Die erste Bauernkultur Mitteleuropas wird Bandkeramische Kultur genannt, weil sie Tongefäße nicht nur brannte, sondern auch verzierte. Mit dem Beginn von Ackerbau und Viehzucht wurden Mahlzeiten besser planbar und regelmäßiger. In der Eisenzeit grenzte sich eine Führungsschicht ab, die Äcker nicht mehr selbst bestellte und räumlich getrennt vom Volk residierte. Wahrscheinlich ernährte sie sich auch anders als die breite Masse – der Beginn der sozialen Differenzierung in der Ernährung. Der Kulturwissenschaftler Gunther Hirschfelder beschreibt die Entwicklung der Esskultur von der Steinzeit bis zur Eisenzeit als drastischen Wandel: Aus »Wesen, die sich kaum anders als Tiere ernährten, die keine Vorratshaltung und keine Mahlzeiten kannten, vielleicht aber Kannibalismus«, seien allmählich Menschen geworden, die »am Tag ihrer Arbeit nachgingen und sich am Abend zur Mahlzeit trafen, um gemeinsam nach festgelegten Regeln Speisen zu essen, die sie selbst angebaut oder kunstvoll erjagt hatten, und die sie nun zubereitet und gegart verzehrten«.[10]

Die frühen Hochkulturen machten das gemeinsame Essen und Trinken zum sozialen Ereignis. In der griechischen Polis traf man sich zum offiziellen Essen im Rathaus, zum gepflegten Trinken im Wirtshaus und zum wilden Gelage im Club. Jeder kennt die Bilder auf griechischen und römischen Vasen, die nach richtig guten Partys aussehen (dazu ein immer noch hilfreicher Tipp des römischen Schriftstellers Aulus Gellius aus dem zweiten Jahrhundert: weder geschwätzige noch stumme Gäste einladen). Die soziale Hierarchie spiegelte sich jetzt immer deutlicher in der Esskultur wider: Im alten Rom bekamen die Sklaven nur Brot, schlechte Oliven und in Essig eingelegtes Gemüse. Ein römisches Gastmahl dagegen begann mit Vorspeisen wie Austern, Miesmuscheln oder Drossel auf Spargel, weiter ging es mit Wildschweinfilets und Geflügelpasteten, als Hauptgang wurden Schweinsköpfe, Fischragout, Enten und Hasen serviert, dazu gab es selbstverständlich Wein.

Im Lauf der Jahrhunderte entwickelte sich in Europa eine Esskultur, in der jede Region ihre eigenen Spezialitäten hervorbrachte und in der auch innerhalb der Gesellschaften Menschen unterschiedliche Vorlieben ausbildeten. Reiche essen schon lange anders als Arme, Männer anders als Frauen, Junge anders als Alte. Gerade in den oberen Schichten wurden die Tischsitten zu einem immer feingliedrigeren Regelwerk. Im späten Mittelalter rieten die »Tischzuchten« jungen wohlhabenden Leuten, wie sie die Höflichkeitsnormen der Adligen am besten imitierten. In einem Ratgeber für Kinder hieß es: »Schmatze nicht so wie ein Schwein, deine Hände und Mund sollen sauber sein« und »Höfisch mit drei Fingern iß, und nimm nicht gar zu große Bissen«.[11] Mit der Hand zu essen war im Mittelalter noch verbreitet und wurde erst später von der bürgerlichen Kultur abgelehnt.

Auch heute noch lesen sich Knigge-Tipps zu Tischmanieren wie eine Anleitung dazu, das Tier in sich zu bändigen. »Die Körperhaltung sollte aufrecht und gerade sein und die Speisen zum Mund und nicht der Mund zu Teller geführt werden«, rät das Internetportal *Knigge.de*. Also bloß nicht den Kopf über den Teller beugen wie der Hund über den Napf oder der Geier über das Aas. In »weltläufigen Kreisen« werde heute vielfach auf die Sitte des Anstoßens verzichtet, heißt es weiter. »Vielmehr beginnt jeder nach Belieben mit dem Trinken, wobei es nicht darum gehen kann, kaum dass man Platz genommen hat, das erste Glas hinunterzustürzen.« Gier und Maßlosigkeit sind in vornehmen Kreisen verpönt. Immer wieder geht es in den Benimmregeln darum, sich zu mäßigen, den Trieben Hunger und Durst nur wohldosiert nachzugeben, die natürlichen Bedürfnisse zu kontrollieren. Gerade das Bildungsbürgertum gibt sich traditionell große Mühe, diese Instinkte zu zivilisieren.

Immanuel Kant ordnet die Sinne Schmecken und Riechen dem »unteren Erkenntnisvermögen« zu, weil beide Emotionen auslösen. So rufen sie lediglich subjektive Eindrücke hervor, was seiner Auffassung nach intellektuelle Einsichten eher verhindert als fördert.[12] Von einer Mahlzeit in guter Gesellschaft dagegen schwärmt er, insbesondere von guten Tischgesprächen.[13] Die niederen Sinne Riechen und Schmecken werden für ihn durch den sozialen Rahmen aufgewertet.

Heute hat der Mensch die Natur in sich so weit gebändigt und verdrängt, dass wir mitten in einer Gegenbewegung sind. Viele empfinden uns als so überzivilisiert, dass sie die Natur in sich wiederentdecken wollen. In den siebziger und achtziger Jahren hingen die Ökos dieser Philosophie an – predigten Vollwertkost, kauften verschrumpeltes Ur-Bio und lehnten alles Künstliche ab. Die heutigen Naturfreunde schreddern Spinat und Sauerampfer zu grünen Smoothies oder machen Paläo-Diät und ernähren sich wie der Urmensch von Fleisch, Gemüse und Nüssen. Auch wenn nur ein kleiner Teil der Deutschen nach der Steinzeitdiät lebt, hat eine diffuse Sehnsucht nach der Natur bereits die meisten gepackt. Im Jahr 2012 gab bei einer Studie des Instituts für Demoskopie Allensbach mehr als die Hälfte der Befragten an, Lebensmittel hätten dann eine hohe Qualität, wenn sie möglichst natürlich und wenig verarbeitet worden seien. Selbst die distinguierten Feinschmecker, die noch vor wenigen Jahren kein Problem damit hatten, für ein kulinarisches Erlebnis die letzten Exemplare einer Art zu verspeisen, loben jetzt ökologische Landwirtschaft und artgerechte Tierhaltung. Sie schwärmen von puren, naturbelassenen Gerichten und suchen den Luxus im Einfachen.

Doch auch wenn die Natur in uns heute nicht mehr als Übel gilt, das wir mithilfe der Zivilisation bekämpfen müssen, ist das damit verbundene Wertesystem beim Essen immer noch in uns verankert. Den Gegensatz von kontrolliert und maßlos, bewusst und unreflektiert haben wir tief verinnerlicht. Kontrolliert und bewusst zu essen bedeutet heute eben auch, darauf zu achten, wie die Tomaten angebaut, die Hühner gehalten und die Fische gefangen werden.

Alle aus einem Topf

Dieses Wertesystem bestimmt auch, wie die Ernährung unsere sozialen Beziehungen beeinflusst. Wie und was Menschen essen, kann verbinden oder Distanz schaffen. Das zeigt schon das Beispiel der Jäger und Sammler, die ein Beutetier gemeinsam verspeisten. Unsere Vorfahren lebten diese zwei Seiten des Essens bereits: Indem sie die Nahrung untereinander aufteilten, stärkten sie das Gefühl von Zusammengehörigkeit innerhalb ihrer Gruppe. Da aber jedes Mitglied unterschiedliche Stücke bekam, stand das Essen zugleich für eine Abgrenzung – das Beste für die Anführer, die Reste für die Außenseiter.

Gemeinsam zu essen verbindet. Psychologen haben in Studien gezeigt, dass Menschen sich unbewusst einander anpassen, wenn sie zusammen am Tisch sitzen. Entweder alle langen ordentlich zu, oder alle halten sich zurück, sodass nach dem letzten Gang alle ungefähr gleich viel gegessen haben. Wie es dazu kommt, erklärt eine Studie niederländischer und kanadischer Psychologen: Jeder imitiert andere unbewusst. Wenn zwei Menschen gemeinsam essen, synchronisieren sie ihre Bewegungen und damit auch das Tempo und das gesamte Essverhalten.[14]

Gerade wenn Eltern für sich und ihre Kinder oder Freunde für Freunde kochen, steht eine Mahlzeit für sozialen Zusammenhalt und Gemeinschaft. Jeder bekommt das gleiche Gericht serviert, ob Fischstäbchen mit Kartoffelpüree und Erbsen oder Artischockensalat mit Kaninchen und Vinaigrette. Wer teilt, was aus einem Topf kommt, teilt auch den Geschmack.

In seiner einflussreichen Analyse *Die feinen Unterschiede* beschreibt der französische Soziologe Pierre Bourdieu Geschmack als Merkmal sozialer Milieus. Er beobachtet, dass Menschen über die Kleidung, die Einrichtung, Sportarten, Musikrichtungen und auch Vorlieben beim Essen, also den Geschmack im ursprünglichen Sinn, einen Habitus ausbilden. Über einen gemeinsamen Habitus entsteht innerhalb einer Gruppe ein Gefühl von Zusammengehörigkeit.

Wenn Regierungschefs nach einem Gipfeltreffen gemeinsam dinieren, essen sie natürlich erlesenste Speisen, manierlich und kniggekonform. Im Wahlkampf dagegen beißen Politiker lieber demonstrativ in eine Bratwurst, um sich volksnah zu geben. Ein rosafarbener Sekt aus dem Supermarkt kann das passende Mitbringsel sein, wenn junge Frauen zusammen *Germany's Next Topmodel* schauen, zu einem schönen Essen schenkt man den Gastgebern eher einen Crémant.

Schon Details sagen viel aus: In der Fernsehserie *Die Sopranos* packt der Mafiaboss Tony Soprano Weingläser mit seinen massigen Pranken oben am Kelch statt am Stiel, genau wie seine Mitstreiter und auch die Konkurrenten, die aus demselben Milieu stammen. Durch die gemeinsame Art zu essen und zu trinken gibt man sich seinesgleichen zu erkennen, man signalisiert: Ich bin einer von euch.

Vorlieben beim Essen demonstrieren nicht nur ganz klar, wer dazugehört, sondern auch, wer anders ist. Ein abweichender Geschmack schafft Distanz. Im Kleinen kann es innerhalb einer Familie zum Bruch kommen, wenn normalerweise viel Fleisch auf den Tisch kommt und plötzlich der Sohn oder die Tochter beschließt, vegetarisch zu leben. Auf *Youtube* bekommt man eine Ahnung davon, welche Dramen sich in Familien abspielen, wenn ein halb erwachsenes Kind seine Ernährung umstellt. Dort finden sich etliche Videos, in denen vor allem Mädchen ihren Zuschauern Tipps geben, wie sie ihrer Familie beibringen können, dass sie ab sofort vegan leben, kein Fett oder keine Kohlenhydrate mehr essen wollen. Und was zu tun ist, wenn die Eltern die besondere Kost kurzerhand verboten haben. Wenn Väter und Mütter so heftig reagieren, liegt das nicht nur daran, dass sie um eine ausgewogene Ernährung ihrer Kinder besorgt sind. Indem jemand den Ernährungsstil ändere, verlasse er die »gemeinsame Tafel«, schreibt Eva Barlösius.

Im Großen grenzen sich ganze Milieus bewusst von anderen ab. Früher war der Ernährungsstil dabei nur ein Mittel neben anderen, heute ist er das entscheidende. »Der Geschmack ist die Grundlage alles dessen, was man hat«, schreibt der Soziologe Pierre Bourdieu. Dieser bestimme, »womit man sich selbst einordnet und von den anderen eingeordnet wird«. Vom Geschmack der anderen distanziere man sich oft mit heftigen Reaktionen, Bourdieu spricht von »Abscheu« und sogar »Ekel«.[15] Ihm geht es vor allem darum, wie die Bourgeoisie sich von der breiten Masse abhebt. Ende der siebziger Jahre, als er das Buch *Die feinen Unterschiede* schrieb, waren die entsprechenden Distinktionsmerkmale noch klar: Boxen, Fußball, Rugby und Bodybuilding waren die Sportarten des Volkes, zum Skifahren ging das mittlere Bürgertum, Golf war dem Großbürgertum vorbehalten. Milchreis aß die breite Masse – um dagegen intellektuell zu wirken, genügte es schon, stattdessen Curryreis zu sich zu nehmen.[16] So schön aufgeräumt und übersichtlich war die Welt noch vor vierzig Jahren.

Wer sich heute distinguiert geben will, hat es deutlich schwerer. Mit den klassischen Statussymbolen kann sich inzwischen auch die breite Masse schmücken: Teure Autos kann jeder leasen oder leihen. Hinzu kommt, zusätzlich ungünstig, dass man sich in manchen Kreisen für ein großes, spritfressendes Auto sogar rechtfertigen muss. Golfen? Hat seinen Glanz verloren, spätestens seit die Jahresmitgliedschaft im Club über *guenstiger-golfen.de* zum Spartarif von 149 Euro zu haben ist. Selbst Feinkost hat an

Symbolkraft verloren. Früher funktionierte es gut, über Speisen wie Räucherlachs oder Kaviar, die nur etwas für die feinen Leute waren, einen hohen Status zu demonstrieren. Seit aber Lachs aus norwegischer Aquakultur für 2,99 Euro die Packung im Kühlregal verramscht und jedes Discounter-Sushi großzügig mit Fischeiern beklebt wird, ist es schwierig geworden, über erlesene Lebensmittel etwas darzustellen. Gourmets haben sich so beholfen, dass sie aus einfachen Lebensmitteln wie Fleisch oder Bier eine Wissenschaft gemacht haben. Wie beim Wein schon lange üblich, spricht der Kenner heute versiert über verschiedene Rinderrassen und Zuchtmethoden oder verkostet handwerklich gebrautes Jahrgangsbier, das in Champagnerflaschen abgefüllt wird.

Die Accessoires, die heute die stärksten Botschaften senden und die man immer bei sich trägt, sind der alltägliche Ernährungsstil und der daraus resultierende Körper. Gesundes Essen ist in unserer Zeit das Statussymbol schlechthin. Gedünstete Forelle mit Spinat, veganes Curry, gebratener Tofu mit Gemüse, das sind nicht einfach nur Gerichte, sondern Signale. Wer eine solche Speise bestellt, zeigt: »Ich bin diszipliniert, ich achte auf mich, ich übernehme Eigenverantwortung.« Er beweist, dass er die Weitsicht besitzt, jetzt schon an die ferne Zukunft zu denken, dass er langfristig plant und dass es auf ihn auch in dreißig Jahren noch ankommen wird. Und er zeigt, dass er die Erwartung, jeder möge sich selbst gesund halten, akzeptiert und erfüllt. Eine Haltung, die heute in der Gesellschaft ein Ideal darstellt.

Maßlos sind nur die anderen

Eine gesunde Ernährung demonstriert die Zugehörigkeit zu einem besseren Milieu und schafft Abstand zu niedrigeren Schichten. Dass dieser Mechanismus so wirksam greift, liegt auch daran, dass es in Deutschland tatsächlich eine Kluft gibt: Je höher die Schulbildung und das Einkommen sind, desto gesünder ernähren sich die Menschen und desto geringer ist ihr Body-Mass-Index. Wer wenig verdient, isst dagegen eher viel Fleisch.[17]

Die Folgerungen, die wir aus dieser Tatsache offenbar ziehen, sind aber falsch. Wir meinen, aus dem Ernährungsstil weitreichende Schlüsse ziehen und Menschen beurteilen zu können: Wer Fertiggerichte kauft oder Fast Food konsumiert, ist wahrscheinlich auch übergewichtig – und daran auch noch selbst schuld. So wird Menschen mit weniger Einkommen und Schulbildung vorschnell Maßlosigkeit, Unersättlichkeit und Grenzenlosigkeit unterstellt, außerdem ein Mangel an Reflexion und Selbstkontrolle, in der Ernährung wie im Lebensstil allgemein. Wenn Forscher in ihrem Bedürfnis, die zerfaserte Welt der Ernährung handlich zu machen, einzelne Typen »Die Maßlosen« nennen, tragen sie dazu bei, dieses Bild zu festigen. Dass uns dieses Stereotyp in den Köpfen festhängt, illustriert ein Phänomen ganz deutlich: Soziale Aufsteiger achten besonders häufig auf bewusste, kontrollierte Ernährung. Eva Barlösius erklärt diese Beobachtung so: Sie wollten »ihren ökonomischen Aufstieg kulturell absichern«.[18]

Um zu verstehen, warum sich viele Menschen aus niedrigeren Schichten kalorienreich ernähren, hilft ein Blick in die Geschichte.

Der Ernährungswissenschaftler Carl von Voit legte 1876 Kostsätze für verschiedene Berufsgruppen fest, frühe Vorläufer der heutigen Ernährungsempfehlungen. Darunter war der Kostsatz für den körperlich aktiven »mittleren Arbeiter«, der einen enorm hohen Verzehr von Eiweiß vorsah. Gemessen an den heutigen Empfehlungen war der Wert für Eiweiß zwar viel zu hoch angesetzt, doch damals galt es als gesundheitlich problematisch, dass nur wenige so viel Eiweiß aufnahmen, wie die Wissenschaftler rieten. Der vermeintliche Bedarf hätte am ehesten durch Fleisch gedeckt werden können, das aber konnten sich im 19. Jahrhundert nur die gehobenen Schichten regelmäßig leisten, Arbeiter dagegen in der Regel nicht. Voit forderte daraufhin, man solle Arbeitern, die sich jeden Tag stundenlang körperlich anstrengen, mehr Fleisch zukommen lassen als Menschen aus privilegierten Schichten, die sich weniger bewegen.[19]

Es liegt nahe, dass im Arbeitermilieu als Faustregel hängen blieb: Fleisch ist gesund für uns, wir sollten möglichst viel davon zu uns nehmen. Und im Gegensatz zu damals lässt sich das Prinzip heute einfach umsetzen, weil Fleisch so billig zu haben ist, dass es sich fast jeder täglich leisten kann.

Mit der Kochtradition, die aus früheren Zeiten geblieben ist, beschäftigen sich auch Forscher. Uta Meier-Gräwe ist Professorin für Haushalts- und Familienwissenschaft an der Universität Gießen und hat den Essalltag in Deutschland untersucht. Anhand von Tiefeninterviews mit berufstätigen Müttern hat sie eine Typologie entworfen. Darin gibt es neben anderen die »aufopferungsvolle Umsorgerin«, die aus dem Arbeitermilieu stammt. In ihrem Job, zum Beispiel als Verkäuferin an der Kasse, erfährt sie kaum persönliche Befriedigung. »Dieses Defizit versucht sie wettzumachen, indem sie ihre Rolle als Versorgerin der Familie auslebt und abends für ihre Lieben richtig deftig kocht«, erzählt Meier-Gräwe. »Diese Haushalte verdienen wenig und haben daher auch wenige Möglichkeiten der Freizeitgestaltung. Deshalb finden sie, dass es ihnen und ihren Kindern wenigstens nicht am Essen fehlen sollte.« Was die Umsorgerin kocht, orientiere sich oft noch an den Zeiten, in denen Arbeiter zum Beispiel im Bergwerk malochten und viel Energie verbrauchten. Auch wenn der Mann sich heute als Lagerarbeiter oder Lkw-Fahrer nur wenig bewege, bleibe die Kochtradition bestehen. Solche über Generationen weitergegebenen Gewohnheiten haben sich als eine Art kollektives Gedächtnis festgeschrieben und sind viel stärker als das Wissen, dass in Wirklichkeit weniger Fleisch und weniger Kalorien gesünder wären. So behält man den lange gelernten und gelebten Ernährungsstil bei – aus Tradition, nicht aus Maßlosigkeit.

Picky Eater gegen Fast-Food-Fresser

Auch wenn es heute gar nicht mehr darum geht, die wilde Natur in uns zu zivilisieren: Beim Essen bewerten wir bewusst und kontrolliert als gut, unreflektiert und maßlos als schlecht. Deshalb hat es einen Wert, sich entweder in der diversifizierten Welt der Feinkost auszukennen, auf das Wohl der Tiere und der Umwelt zu achten oder den eigenen Körper mit besten Zutaten zu pflegen. Denn all das signalisiert eine bewusste, reflektierte Ernährung.

Die beste Möglichkeit, diese Haltung noch deutlicher zur Schau zu stellen, ist die sorgsame Auswahl der Speisen. Wer sich zu empfindlich fühlt, um normales Brot zu essen, ohne wirklich an einer Unverträglichkeit zu leiden, sendet eine Botschaft an sein Umfeld. Es ist die Botschaft der Prinzessin auf der Erbse, der die winzige Hülsenfrucht durch einen ganzen Stapel Matratzen den Schlaf zu rauben vermochte. Ohne Worte sagt der hypersensible Esser: »Ihr anderen mögt ja wahllos zugreifen, aber mein Körper bekommt nur ausgewählte Speisen. Denn er ist empfindlicher als eurer – weil edler.« Wer sich so ernährt, schafft die größtmögliche Distanz zu denen, die dem verbreiteten Vorurteil zufolge gar keine Auswahl treffen und mit ihrem grobschlächtigen Geiermagen alles wegverdauen. Er grenzt sich ab von denen, die sich an der Bude Pommes und Currywurst holen oder im Restaurant die Schlachtplatte bestellen. Deren (wenn auch ungewollt gesendete) Botschaft wird womöglich ganz anders verstanden als die des sensiblen Essers: »Ich gehe nachlässig mit mir und anderen um, mein Körper ist mir egal.« Diese Ernährungstypen, die in den Einteilungen der Forscher »Große Kinder« oder »Maßlose« heißen, scheinen nicht zu reflektieren, woher die Lebensmittel kommen oder wie diese ihren Körper beeinflussen. Ein Ernährungsstil, der für Gleichgültigkeit, das schnelle Vergnügen und wenig Weitsicht steht. All das wird in unserer leistungsorientierten Zeit verachtet.

Während es früher noch verpönt war, sich die Rosinen aus dem Kuchen zu picken, ist der Picky Eater heute ein Ideal, gerade weil er den maximalen Abstand zum gleichgültigen Fast-Food-Vertilger hält. Wer alles verträgt, gehört offenbar zu einer niedrigeren sozialen Schicht, in der man auch den Trash von Burger King verschlingt. Zu empfindsam für die Ernährung der breiten Masse zu sein signalisiert dagegen: Mein Körper bekommt nur das Beste, weil er feiner ist. Wer normale Nahrung als unverträglich zurückweist, grenzt sich noch stärker gegen die vermeintlich Maßlosen, Gedankenlosen ab als derjenige, der einfach nur gesund lebt.

Je exquisiter die Ernährung, desto höher der soziale Status. Krasser lässt sich der Gegensatz zwischen bewusst und unbewusst, kontrolliert und maßlos in der Ernährung nicht zeichnen.

Das Streben nach Distinktion muss nicht immer für blasiertes, überhebliches Verhalten stehen. Selbst wer nicht aktiv wie die Prinzessin auf der Erbse seinen erhabenen Ernährungsstil zur Schau stellt, weiß doch zumindest unterbewusst, dass er beobachtet und kategorisiert wird. Und wenn man schon unvermeidlich in eine Schublade gesteckt wird, so möchte man doch zumindest sicherstellen, dass man nicht in der ganz falschen landet. Die Soziologin Eva Barlösius erklärt im Gespräch, warum das Gesehenwerden beim Essen einen so großen Einfluss auf unsere Identität hat: »Im Bereich Ernährung ist fast nichts mehr neutral, sondern alles unterliegt einer Wertung. Nenne ich die Begriffe Fichte und Tanne, verbindet man damit einfach nur Baumarten. Sage ich aber Schwarzbrot und Weißbrot, steht das für gesund und ungesund.« Sie hat beobachtet, dass Essen heute moralisch aufgeladen ist. »Wie jemand isst oder auch nur über Essen spricht, ermöglicht eine Bewertung der Person. Wenn eine Frau erzählt, was sie ihrem Kind gekocht hat, ist das keine bloße Erzählung, sondern sie bestimmt damit, ob sie als gute oder schlechte Mutter wahrgenommen wird.« Das Wissen darum, einem solchen öffentlichen Urteil ausgesetzt zu sein, übt Druck aus.

Wer Essen sorgsam auswählt, tut dies oft aus einer Verunsicherung heraus. Angesichts der diversen Lebensmittelskandale, der chemisch-künstlichen Zusätze im Essen und der ständigen Widersprüche in der Ernährungswissenschaft kann die Ernährungsweise, bei der man viel weglässt, auch bedeuten: »Ich informiere mich, bin aufgeklärt und ziehe Konsequenzen aus der Einsicht, dass Essen gefährlich sein kann. So schütze ich mich und mein Kind, so gut ich kann.« Doch auch dann geht es um eine Abgrenzung von anderen, nämlich von all denen, die sich diese Gedanken nicht machen und schlimmstenfalls fahrlässig sich und ihre Kinder in Gefahr bringen.

Der Geschmack verrät die wahre Identität

Darauf zu achten, wie man beim Essen wahrgenommen wird, ist auch deshalb so verbreitet, weil es als besonders aussagekräftiger Hinweis auf die Identität gilt. Schon im Mutterleib werden die ersten Vorlieben geprägt, nach der Geburt über die Muttermilch, im Kindesalter darüber, wie wir Eltern, Erzieher und Gleichaltrige beim Essen beobachten und imitieren. Drei Mahlzeiten am Tag, das bedeutet mehr als tausendmal essen im Jahr. Die Gewohnheiten, die wir in so vielen Wiederholungen tief verinnerlichen, sind schwer zu ändern. So stark wie beim Essen zeigt sich unsere Herkunft in kaum einem anderen Bereich.

Wie schwierig es ist, das Milieu und den dazugehörigen Habitus zu wechseln, darum geht es in Woody Allens Film *Match Point*. Er erzählt die Geschichte eines jungen Mannes, der aus einer armen Familie kommt und sich in die gehobene Gesellschaft Londons hochgekämpft hat. Als Profi im Tennis, traditionell ein Sport der besseren Leute, hat er gegen die ganz Großen gespielt, jetzt unterrichtet er die jungen Erfolgreichen aus gutem Hause. Er wird in ihre Kreise aufgenommen und schafft es mit großer Anstrengung, sich ihrem Lebensstil anzupassen. Er spricht ihre Sprache, unterhält sich mit ihnen über Literatur-Klassiker und hat ihre Benimmregeln verinnerlicht. Im schicken Restaurant schiebt er der Dame den Stuhl zurecht, als sie sich setzt, und macht auch sonst alles richtig. Aber als er zwischen all den exquisiten Gerichten auf der Speisekarte ausgerechnet das Hühnchen wählt, gibt er für einen Moment seine ursprüngliche Identität zu erkennen und sorgt am Tisch für Irritation. Das sei doch langweilig, kommentieren seine Begleiter, ob er denn keinen Kaviar möge. Das mag etwas plakativ erscheinen und vielleicht auch aus der Zeit gefallen (der Film ist von 2005), denn Kaviar steht heute eben nicht mehr für Exklusivität, und Spitzenköche ringen darum, wer das beste Hühnchen der Stadt zubereitet. Trotzdem ist zeitlos gültig, was die Szene illustriert: Anhand des Geschmacks gibt man sein wahres Ich preis. Essen kann die

105

Identität verraten, auch wenn man sich noch so sehr anstrengt, diese zu verbergen.

Und auch wenn es nicht um den Aufstieg in höhere soziale Schichten geht, wollen doch viele Menschen anders wahrgenommen werden als bisher. Die vielen Menschen, die immer wieder versuchen abzunehmen, streben oft nicht einfach nur nach einem Schönheitsideal. Sie wollen auch nicht länger dem Verdacht der Maßlosigkeit ausgesetzt sein. Der Körper ist – nicht nur, aber auch – das Ergebnis eines Lebensstils, er kann als Trophäe oder als Makel erscheinen. Wer den Makel loswerden will, muss einen schweren Weg gehen. Denn der Ernährungsstil ist nicht maßgeblich von der Vernunft gesteuert, sondern von Emotionen, Gewohnheiten und Beziehungen zu anderen. All das zu ändern ist harte Arbeit. In der Psychologie hat sich ein ganzer Zweig darauf spezialisiert, den Menschen bei der Selbstdisziplinierung und Stärkung ihrer Willenskraft zu helfen. Psychologen raten zum Beispiel, Vorhaben konkret festzulegen und immer wieder stur zu befolgen, damit die neuen Handlungsweisen zur Gewohnheit und alte Prägungen überschrieben werden. »Wenn ich im Supermarkt bin, dann kaufe ich erst gar keinen Pudding, sondern Joghurt«, kann so ein Merksatz lauten. Die Tipps der Wissenschaftler und Lebensberater dienen nie nur dazu, einen persönlichen Graben zwischen Wollen und Tun, zwischen dem Ziel Abnehmen und der Lust auf Salami zu überwinden, sondern es geht immer auch um gesellschaftlich angesehene und nicht angesehene Eigenschaften. Die Pommes, die das schnelle Vergnügen bringen, gilt es abzulehnen zugunsten des langfristigen Ziels, Gewicht zu verlieren, obwohl man die Belohnung dann nicht sofort, sondern erst in der fernen Zukunft bekommt. Kurzsichtigkeit steht hier gegen Weitblick.

The Biggest Loser –
Umerziehung in der Schlammgrube

Das gesamte Spektrum dessen, wie man Menschen anhand des Ernährungsstils und der Körpermaße darstellen kann, macht sich das Privatfernsehen zunutze. All die Facetten von Essen und Identität tauchen als perfides Spiel bei der Fernsehsendung *The Biggest Loser* auf. Der Sender *SAT.1* begleitet 20 stark übergewichtige Kandidaten ein halbes Jahr lang dabei, wie sie unter der harten Hand von Fitnesstrainern und Ernährungsberatern abnehmen.

Gleich zu Beginn müssen die Kandidaten sich in jeder Hinsicht entblößen. In Badekleidung posieren sie und zeigen ihre oft mehr als 100, manchmal mehr als 200 Kilogramm schweren Körper – das Gewicht jedes Einzelnen kennt der Zuschauer genau, weil die Teilnehmer immer wieder vor der Kamera gewogen werden. Die Fernsehleute stellen die Kandidaten gezielt in unvorteilhaftes Licht, pralle Sonne direkt von oben, um sie möglichst schlecht dastehen zu lassen. Die Aufgaben, die die Übergewichtigen in den einzelnen Folgen bewältigen müssen, dienen vor allem dazu, sie als gierig, gefräßig und faul darzustellen. Immer wieder werden die Kandidaten in diesen sogenannten Challenges der Maßlosigkeit überführt. Sie bekommen dann eine Schüssel

Gummibärchen oder ein Stück Torte vorgesetzt, ein zusätzlicher Anreiz soll sie dazu bringen, mit ihren eigentlichen Vorsätzen zu brechen. Das Team, das die meisten Gummibärchen isst, bekommt zum Beispiel die Garantie, dass es in die nächste Runde vorrücken darf. Man ahnt, worauf es hinausläuft. Die Kamera zeigt genüsslich, wie eine Kandidatin sich hastig Gummibärchen in den Mund stopft.

Dann beginnt die Umerziehung. In Psychospielchen werden die Kandidaten zur Selbsteinsicht gebracht. So sieht man ein junges Mädchen dabei, wie sie auf der Stelle joggt und in die Luft boxt. Eine Trainerin treibt sie an und schreit ihr Fragen entgegen: »Warum bist du hier?« – »Weil ich abnehmen will.« – »Warum musst du abnehmen?« – »Weil ich dick bin.« – »Bist du selbst dafür verantwortlich?« Das Mädchen sagt »Ja« und bricht in Tränen aus. Und weil die Kandidaten schließlich selbst schuld an ihren ungelenken Körpern sind, ist natürlich auch nichts dabei zu zeigen, wie sie in slapstickartigen Szenen in den Pool fallen oder sich unbeholfen in Schlammgruben wälzen.

In Wirklichkeit kann starkes Übergewicht viele verschiedene Ursachen haben: Vielleicht kocht die Familie traditionell kalorienreich, vielleicht hat sich jemand von klein auf ungünstige Gewohnheiten angeeignet, die sich schwer ändern lassen, vielleicht neigt er von den Genen her dazu oder leidet an einer Hormonstörung. Doch das passt nicht ins Konzept der Sendung.

Nach und nach übernehmen die Teilnehmer selbst die Sprache ihrer Trainer: »Wenn du sagst, du kannst nicht mehr, ist das nie der Punkt, an dem du nicht mehr kannst. Sondern es geht immer noch ein Stück weiter«, sagt ein Kandidat. Und distanziert sich nicht nur von seinem früheren Lebensstil, sondern gleich von seinem gesamten Umfeld: »Wir gehen zu Hause nicht über unsere Grenze. Wenn wir zwei-, dreimal hecheln, wird sich hingesetzt, denn dann ist man ja kaputt.«

Die Kandidaten stammen meist aus einfachen Verhältnissen, sie arbeiten etwa als Bäckereifachangestellte, Bauarbeiter oder Automechaniker. Die Cheftrainerin Christine Theiss dagegen kommt aus einer Ärztefamilie. Sie ist nicht nur als Fernsehmoderatorin erfolgreich, sondern hat auch Medizin studiert, trägt einen Doktortitel und war Weltmeisterin im Kickboxen. Ein lebendes Symbol für Selbstdisziplin, Ehrgeiz und Leistung. Den vermeintlich maßlosen, faulen Übergewichtigen bringt sie die Tugenden ihrer sozialen Schicht bei, sie repräsentiert ein Ideal, nach dem die Kandidaten streben sollen. Und weil es die Dramaturgie so vorsieht, machen sie tatsächlich eine enorme Wandlung durch.

Die Finalshow, die im März 2014 im Fernsehen lief, inszeniert diese Verwandlung so drastisch wie möglich. Sie beginnt mit einem Bild, das bleibt: Neben dem Moderator liegt ein Berg Fett, höher als er selbst groß ist. Die Fernsehleute haben einzelne Lappen, vielleicht Schweineschwarten, aufeinandergeschichtet. 800 Kilogramm hätten alle Kandidaten zusammen innerhalb der sechs Monate abgenommen, sagt der Moderator. »Das ist so viel wie dieser gigantische Fettberg.« Der veranschaulicht nicht nur die Leistung der Teilnehmer. Wer die Speckmassen ansieht, soll sich ekeln vor all dem Fett, das die Kandidaten erst gegessen haben, das dann zu ihren eigenen Schwarten geworden ist und das sie dank der Sendung wieder verloren haben.

In Rückblicken sieht man noch einmal die Kandidaten in ihren alten Körpern, wie sie unappetitlich in Burger beißen. Dann betreten sie die Bühne, schlanker, schick zurechtgemacht, rundum optimiert. Manche haben ein Drittel ihres Körpergewichts verloren, Einzelne fast die Hälfte. Überschwänglich danken sie den Trainern und schwärmen von ihrem neuen Lebensgefühl. Die Kickboxerin, die zuvor mit strenger Miene die Einpeitscherin gespielt hatte, lobt jetzt die neuen Menschen und drückt sie an sich. Eine andere Trainerin weint vor Glück. Das Publikum jubelt.

Der Applaus gilt nicht nur Menschen, die für ein Ziel hart gekämpft und es schließlich erreicht haben. Er gilt auch dem Verzicht selbst. Tugenden wie Disziplin und Selbstkasteiung sind der Stoff, der uns heute begeistert. Und als allzu simple Faustregel setzt sich im Gedächtnis fest: Wer Applaus will statt Ablehnung, wählt besser sehr sorgfältig aus, was er isst.

5

Großprojekt Gesundheit

Jeder ist heute aufgefordert, für seine Gesundheit zu sorgen, vor allem mit guter Ernährung. Schon Kinder lernen in der Schule, dass man jeden Tag Obst und Gemüse essen muss. Erwachsene sollen sich mit Brokkoli und regelmäßigen Check-ups um ihren Körper kümmern. Die eigene Gesundheit durch Trinken, Rauchen oder Dicksein aufs Spiel zu setzen, gilt heute schnell als asozial. Kein Wunder, dass manche ihre Bürgerpflicht Gesundheitsvorsorge übererfüllen – und ihr Heil in glutenfreiem Brot und Rohkost-Shakes aus Spinat und Sojamilch suchen.

Man sieht ihnen gerne zu, den Werbern im New York der sechziger Jahre. Wie sie selbst unter dem größten Druck zurückgelehnt in ihren Sesseln hängen, sich mit goldenen Feuerzeugen Zigaretten anzünden und dabei gut aussehen. Wie ihnen schon der kleinste Anlass (gleich ist ein Meeting / gerade war ein Meeting / wir sind in einem Meeting) genügt, um sich einen Drink einzuschenken. Wie sie trotz Ring am Finger hinter verschlossener Bürotür verbotene, flüchtige Abenteuer erleben. In der Fernsehserie *Mad Men* rauchen nicht nur die erfolgreichen Kreativen, sondern auch brave Hausfrauen und Hochschwangere, selbst

Ärzte in ihren Praxen und Eltern in Kinderzimmern. Die Serie war ein riesiger internationaler Erfolg, bekam Preise, viele Menschen sahen sich Staffel für Staffel das verruchte Leben einer anderen Zeit an. Zuschauerinnen waren so fasziniert vom Glamour der Vergangenheit, dass sie selbst Bleistiftröcke mit hohem Bund und Pumps im Stil der sechziger Jahre trugen – Auswahl gab es genug, denn auch Modedesigner hatten *Mad Men* gesehen.

Gedreht wurde die Serie, die seit 2007 im amerikanischen Fernsehen läuft, vor allem in Los Angeles. In Kalifornien bewachen strenge Gesetze die Gesundheit, am Arbeitsplatz ist Tabak verboten. Das Filmteam behalf sich damit, dass die Darsteller harmlose Kräuterzigaretten bekamen. Auf die Frage eines Reporters, wie es denn so sei, die zu rauchen, antwortete Jon Hamm, der die Hauptfigur Don Draper spielt: »Schrecklich. Sie schmecken wie eine Mischung aus Pot und Seife.«

Dass die Darsteller ausgerechnet klinisch reine Gesundheitszigaretten mit Seifenaroma rauchen müssen, während sie die wilden Werber geben, ist ein schönes Sinnbild des Zeitenwandels. Während es einst absolut salonfähig war, seinen Körper genussvoll zu ruinieren, ist Gesundheit heute das gesellschaftliche Ideal schlechthin. Fit bleiben bis ins hohe Alter, den jugendlichen Körper möglichst lange konservieren, Krankheiten gar nicht erst entstehen lassen, das ist das allgemein erwünschte Ziel, auf das wir schon möglichst früh hinarbeiten sollen.

Körperbilder haben sich in den vergangenen Jahrzehnten radikal gewandelt: Bis in die siebziger Jahre galt ein dicker Bauch gerade für Männer in gehobenen Positionen als standesgemäßes Zeichen von Erfolg und Wohlstand. Politische und wirtschaftliche Entscheidungen fielen im Hinterzimmer bei Zigarren und einem Gläschen Cognac, »Sport wurde als Freizeitvergnügen für junge Menschen angesehen und war noch nicht Teil der Alltagskultur der Eliten«, schreibt der Soziologe Friedrich Schorb von der Universität Bremen. »Im Gegenteil: einen joggenden und Hanteln stemmenden Bankdirektor oder Spitzenpolitiker hätte man als unwürdig angesehen.«[20]

Schließlich wurden lange Zeit nicht die Eliten, sondern Arbeiter auf Plakaten zu durchtrainierten Athleten stilisiert, Muskeln waren etwas für die ohne Macht und Geld. Heute dagegen zeigt sich Präsident Barack Obama beim Baseball, der britische Premier David Cameron beim Joggen, der ehemalige Gesundheitsminister Daniel Bahr sogar beim Marathonlauf. Im *SZ Magazin* inszenierte sich Bundesjustizminister Heiko Maas als Triathlet, im Bild sogar mit künstlichen Schweißtropfen an Nase und Kinn.[21] First Lady Michelle Obama erzählt oft von dem Gemüse, das sie im Garten des Weißen Hauses großzieht, und lässt ihre gestählten Oberarme blank. Zwei japanische Gesundheitspolitiker speckten sogar öffentlich ab. In einem Blog konnten die Bürger ihnen dabei zusehen. Regelmäßig wurden Fotos davon gepostet, wie eine Mitarbeiterin die Bäuche der Minister maß.[22] So wollten die Politiker ihrem Volk ein Vorbild sein, dabei hat Japan weltweit mit die höchste Lebenserwartung und mit die niedrigste Adipositasrate der Industrieländer.[23] Die Entscheidungsträger von heute machen viel Sport, essen gesund, nur die wenigsten rauchen – zumindest sagen sie das in Umfragen.

Raucher in die gelbe Zone

Auch im Alltag wird einem ständig vor Augen geführt, welches Verhalten heute zum Angeben geeignet und welches geächtet ist. Da schickt einem selbst ein noch so entfernter Bekannter seine persönliche Laufleistung per Facebook aufs Smartphone. Köche, die normalerweise eher nicht für streng vegetarische Küche bekannt sind, verkünden in ihren Fernsehshows: »Ich esse gerade einen Monat lang kein Fleisch.« Gleichzeitig werden Eltern skeptisch beäugt, wenn sie ihrem Kleinkind ein Bonbon geben.

Der Bauch einer Schwangeren scheint ohnehin längst Allgemeingut zu sein. Als eine Bekannte kürzlich ihrem Ungeborenen eine Tasse Kaffee zumuten wollte, weigerte sich der Kellner, ihr diese zu bringen. Raucher lehnen heute nicht mehr lässig in den Chefsesseln der Republik, sondern drängen sich am Bahnsteig in einem kleinen Bereich, gekennzeichnet durch gelbe Linien am Boden, in dem ihr unerwünschtes Verhalten noch geduldet wird. »Igitt, Kind, schau nicht ins gelbe Quadrat, das sind Raucher«, kommentiert im Onlineforum *Netzwerk Rauchen* ein User sarkastisch die Sonderbereiche in Bahnhöfen. In dem Portal haben sich Raucher wie eine unterdrückte Minderheit zusammengetan. Zusätzlich zum Benutzernamen haben sich viele einen Spruch zugelegt, »Freier Rauch statt rauchfrei!« oder »Tabak und Bier ... dann gehört die Welt mir«. So klingen Rebellen heute.

Weicht jemand mit seinem Verhalten vom Gesundheitsideal ab, bekommt er nicht nur symbolische Konsequenzen zu spüren, sondern auch ganz handfeste. Raucher verdienen weniger als Nichtraucher, das ist zumindest für die USA gut belegt.[24]

Übergewichtige werden im Job benachteiligt, vor allem Frauen: Personalchefs trauen ihnen weniger zu, lehnen sie in Bewerbungsverfahren eher ab und schlagen sie seltener für gehobene Positionen vor.[25]

Seit Deutschland keine Industriegesellschaft mehr ist, sondern Menschen mit Dienstleistungen Geld verdienen, werden Körper nicht mehr bei der Arbeit, sondern im Fitnessstudio in Form gebracht. »Einstige Insignien des wirtschaftlichen Erfolgs wie der Kugelbauch oder der Konsum von Rauchwaren und hochprozentigen Alkoholika gelten heute als typisch für die Verlierer des wirtschaftlichen Reformprozesses«, schreibt Friedrich Schorb.[26] Wer auf Tabak und Alkohol weitgehend verzichtet, mehr Grünes als Fettiges isst und seinen Körper fit hält, demonstriert dagegen Selbstdisziplin, Durchhaltevermögen und Weitsicht. Der schlanke, trainierte und vor allem gesund gefütterte Körper ist der deutlichste Ausweis eines solchen gesellschaftlich hoch erwünschten Lebensstils.

Vom Wohlfahrtsstaat zur Eigenverantwortung

All das, was wir um uns herum Tag für Tag beobachten können, ist nur die sichtbare Oberfläche eines tief greifenden gesellschaftspolitischen Wandels. Veränderungen in Sozialstaat und Gesundheitssystem haben ein Körperideal hervorgebracht, das heute die meisten beeinflusst. Wenn wir normale Alltagsentscheidungen treffen, reagieren wir bewusst oder unbewusst immer auch auf diese gesellschaftlichen Prozesse. Fahre ich mit dem Auto zur Arbeit oder mit dem Rad? Wenn ich mit dem Rad fahre, ziehe ich dann einen Helm auf? Nehme ich mittags in der Kantine die Rostbratwürstchen mit Kartoffelpüree oder die Asiapfanne mit Tofu und Gemüse? Erlaube ich meinem Kind Gummibärchen? Gehe ich abends Schwimmen oder in die Kneipe? Wie jeder diese banalen Fragen beantwortet, geht eigentlich nur ihn selbst etwas an, und doch ist das Private hier politisch.

Das Gesundheitsideal wird nicht von allein immer präsenter, sondern es gibt mehrere Akteure, die diese Entwicklung vorantreiben. Da wäre zunächst der Staat: Um 1900 verbesserte er die Trinkwasserversorgung, regulierte den Arbeitsschutz und investierte in bessere Wohnbedingungen für die Bürger. Im Lauf des 20. Jahrhunderts wurde die Absicherung bei Krankheit, Invalidität und hohem Alter auf nahezu die gesamte Bevölkerung ausgeweitet, die medizinische Versorgung wurde immer besser. Während der Staat mit diesen Schritten noch die Rahmenbedingungen optimierte und so möglichst allen Bürgern zu einem gesünderen Leben verhelfen und Schwache absichern wollte, ermuntert er heute vielmehr die Bürger dazu, selbst für ihre Gesundheit zu sorgen.

Mit dem Übergang ins 21. Jahrhundert habe ein »tief greifender Umbau der sozialstaatlichen Arrangements« stattgefunden, schreibt Henning Schmidt-Semisch, Soziologe und Professor für Gesundheitswissenschaften an der Universität Bremen. Wesentlich sei dabei die Umstrukturierung der Verantwortung. »Was schuldet die Gesellschaft dem Einzelnen und was der Einzelne der Gesellschaft?« Die Antwort darauf habe sich geändert: »Hatte der ›versorgende Wohlfahrtsstaat‹ diese Frage sehr eindeutig zulasten der Gesellschaft beantwortet, so werden mit der Idee des ›aktivierenden Sozialstaates‹ die Verantwortlichkeiten zunehmend auf die Individuen verlagert.« Mit dem Begriff »aktivierender Sozialstaat« meint Schmidt-Semisch, dass wir zum Beispiel aufgefordert werden, uns zusätzlich zur staatlichen Rente mit privater Altersvorsorge selbst abzusichern.[27]

Parallel verlagert sich auch in anderen Bereichen die Verantwortung: Je mehr die Medizin darüber herausfindet, was gesund ist und was nicht, desto mehr Möglichkeiten gibt es, die Gesundheit aller Menschen zu fördern – desto mehr wird von jedem Einzelnen aber auch gefordert, das Wissen eigenverantwortlich umzusetzen. Schmidt-Semisch spricht von einer »Pflicht zur individuellen Gestaltung der eigenen Gesundheit«. Argumentiert werde mit einer moralisch-sozialen Verantwortung des Einzelnen gegenüber den knappen finanziellen Mitteln der Gemeinschaft: Jeder »Akt unterlassener Hilfeleistung der Individuen gegenüber sich selbst« erscheine daraufhin nicht nur als irrationales, sondern auch unmoralisches Verhalten. Jedes Anzeichen fehlender Bereitschaft zur Aktivität und Selbstsorge gelte nicht bloß als unwirtschaftlich, sondern als asozial.[28] Kurz: Die Politik fordert uns nicht aus liebevoller Fürsorge dazu auf, uns selbst gesund zu trimmen, sondern damit wir dem Staat nicht auf der Tasche liegen.

Auch die wissenschaftliche Disziplin Public Health, auf deutsch Gesundheitswissenschaft, verstärke das neue Körperbewusstsein, schreibt Schmidt-Semisch, der selbst in diesem Fachbereich forscht. Die Weltgesundheitsorganisation WHO hat für die Gesundheitsförderung ein Ziel formuliert, das zunächst einmal sehr edel klingt, nämlich »allen Menschen ein höheres Maß an Selbstbestimmung über ihre Gesundheit zu ermöglichen und sie damit zur Stärkung ihrer Gesundheit zu befähigen«. So ist es in der Ottawa Charta der WHO von 1986 festgehalten. Gesundheitswissenschaftler ermitteln zunächst zum Beispiel anhand von epidemiologischen Daten, welches Verhalten gesund ist und welches nicht, und leiten daraus den richtigen Lebensstil ab. Sie wollen also explizit nicht nur Erkenntnisse über gesundheitsförderliches und gesundheitsschädliches Verhalten hervorbringen, sondern Menschen auch in ihrer Lebensweise beeinflussen. Jeder Einzelne bekommt die aktive Rolle, sich darüber zu informieren, welcher Lebensstil am förderlichsten für die Gesundheit ist. Das lernen schon Kinder in der Schule. Die Ernährungskampagne »Fünf am Tag« zum Beispiel, die von Bundesministerien und wissenschaftlichen Fachgesellschaften ausgeht, will vor allem Schüler dazu erziehen, viel Obst und Gemüse zu essen, eben mindestens fünf Stück pro Tag.

Gesundheitserlebnisse in der Vitalotheke

Auch das Gesundheitswesen hat sich in den vergangenen Jahren grundlegend verändert – von einem System, das das Grundgut Gesundheit bereitstellt, zu einem profitorientierten Sektor. Ärzte, Krankenhäuser, Pflegeeinrichtungen und Reha-Zentren sind darin zu konkurrierenden Unternehmen geworden, die

Dienstleistungen wie Konsumgüter anbieten.[29] Der Patient wird zum zahlenden Kunden, der ständig Tests und Therapien angeboten bekommt und sich für oder gegen diese Leistungen entscheiden muss. Gesundheit wird also zum persönlichen Projekt, und praktischerweise erleichtert eine breite Palette passender Waren die Arbeit daran. Apotheken versprechen in Leuchtschrift ein »Gesundheitserlebnis« oder nennen sich gleich »Vitalotheke« und verdienen mit überflüssigen Vitamin- oder sonstigen Wohlfühlcocktails, die angeblich besonders viel Energie freisetzen und Gesunde noch gesünder machen. Die Medizin hat längst nicht mehr nur das Ziel, Kranke zu heilen oder Leiden zu lindern, sondern mit Früherkennung Krankheiten schon im Anfangsstadium zu erkennen – beziehungsweise den Patienten das gute Gefühl zu verkaufen, es sei alles in Ordnung. Für Ärzte sind längst die Gesunden attraktivere Patienten als die Kranken. Mit individuellen Gesundheitsleistungen, die sich an Gesunde richten, verdienen sie besonders gut. Wie sinnvoll diese Angebote überhaupt sind, ist in vielen Fällen hoch umstritten.

Inzwischen hat sich Gesundheit als Wert so verselbstständigt, dass sich darüber nicht nur die medizinischen Waren selbst vermarkten lassen, sondern auch Produkte, die eigentlich gar nichts damit zu tun haben. Die Firma Bosch bewirbt ihre Kühlschränke damit, dass die Lebensmittel nur bei optimaler Lagerung »wichtige Vitamine und Nährstoffe« behalten.[30] Die Internationale Tourismusbörse meldet: »Urlaub macht gesund und glücklich« – eine wissenschaftliche Studie belege den positiven Effekt regelmäßiger Auszeiten.[31] Die Initiative »Hamburg singt«, bei der fremde Menschen mit und ohne Talent sich zum Rumgrölen treffen, wirbt nicht etwa damit, dass das Ganze Spaß macht, sondern weist auf lebensoptimierende Wirkungen hin: »Singen ist gesund und macht glücklich. Singen entspannt und gleicht aus. Singende Menschen sind lebensfroher, kreativer, selbstbewusster und zuversichtlicher als andere.«[32] Und selbst ein Anbieter von Dessous mahnt, man solle »stets bedenken: Sex macht glücklich – und gesund!«[33]

Um Missverständnisse zu vermeiden: Natürlich ist es ein großer Gewinn, dass wir immer mehr darüber wissen, wie man am besten für ein langes, gesundes Leben sorgen kann (und dass man im schwangeren Zustand besser nicht rauchen sollte). Dass wir nicht passiv und hilflos einem vorbestimmten Schicksal ausgeliefert sind, ist eine Chance. Rauchen, zu viel Alkohol, zu viel Zucker und zu wenig Bewegung erhöhen das Risiko für Krankheiten, das ist wissenschaftlich klar erwiesen. Und als aufgeklärte Verbraucher sollten wir uns auch weiterhin darüber informieren, welche Auswirkungen all das auf die Gesundheit hat, was Unternehmen uns verkaufen.

Doch wer vor allem den einzelnen Menschen selbst für seine Gesundheit verantwortlich macht, denkt zu kurz. Er übersieht zum Beispiel, dass die Gesundheit auch von strukturellen Faktoren abhängt, die der Einzelne nur schwer beeinflussen kann. Ein niedriger sozialer Status und die damit verbundene Machtlosigkeit zum Beispiel erhöht das Risiko, krank zu werden und früh zu sterben. Das hat der britische Epidemiologe Michael Marmot in seinen berühmt gewordenen Whitehall-Studien gut belegt. Er untersuchte Daten von mehr als 17 000 britischen Beamten, die schon seit Jahrzehnten in einer streng festgelegten Hierarchie arbeiteten. Diejenigen, die in der Hackordnung weit unten standen, hatten eine deutlich anfälligere Gesundheit als die oben: Sieben Jahre nach der ersten Erhebung waren mehr als dreimal so viele Mitarbeiter mit einfachen Jobs, Büroboten zum Beispiel, an Koronarer Herzkrankheit gestorben wie Mitarbeiter in Führungspositionen. Zwar waren die Statusniedrigen auch dicker, sie rauchten mehr und bewegten sich weniger. Doch auch als die Wissenschaftler diese Faktoren herausgerechnet hatten, zeigte sich immer noch ein starker Zusammenhang zwischen dem Platz in der Hierarchie und der Sterblichkeit.[34] Marmot nennt das Phänomen »Statussyndrom«. Die Betroffenen leiden an Stress, aber nicht an dem, den der dichte Terminplan einer Managerin auslöst, denn ihr stehen Handlungsmöglichkeiten offen. Der richtig ungesunde Stress dagegen greift den Körper offenbar dann an, wenn man das Gefühl hat, einer Situation ausgeliefert zu sein, ohne etwas daran ändern zu können. Im Job ist es besonders ungünstig, wenn man seine Entscheidungen nicht selbst kontrollieren und seine Fähigkeiten weder einbringen noch weiterentwickeln kann.[35] Für diese Erkenntnisse ließ die Queen Michael Marmot sogar zum Ritter schlagen.

Problematisch ist auch, dass das Gesundheitsideal eine Kehrseite hat: Indem Wissenschaftler und Politiker einen richtigen Lebensstil propagieren, schaffen sie als Nebenprodukt automatisch die Vorstellung eines falschen. Je mehr Schrot und Korn idealisiert werden, desto mehr wird Toastbrot geächtet. Und plötzlich gelten Dicke und Raucher als asozial. Ungesundes Verhalten wird mehr und mehr zu abweichendem Verhalten, das offenbar jeder beliebig kommentieren darf. Übergewichtige, die im Supermarkt Schokolade kaufen, müssen sich an der Kasse von anderen Kunden die übelsten Beschimpfungen anhören. Gesundheitskampagnen können zu dieser Entwicklung beitragen, auch wenn sie noch so gut gemeint sind. Wer schon Kindern immer wieder predigt, dass Gemüse essen und schlank sein gut ist, der vermittelt automatisch, dass alles andere schlecht ist. Das kann schlimmstenfalls mehr schaden als nützen, denn dicke Kinder werden ohnehin immer stärker diskriminiert. Amerikanische Wissenschaftler zeigten in den Jahren 1961 und 2001 Fünft- und Sechstklässlern Bilder von Kindern, und zwar von gesunden, von stark übergewichtigen und von solchen mit diversen Gebrechen. Die Schüler sollten die Personen bewerten, die sie auf den Fotos sahen. Zu beiden Zeitpunkten beurteilten sie die fettleibigen Kinder am schlechtesten, eine Stigmatisierung Dicker gab es also auch schon vor mehreren Jahrzehnten in der westlichen Welt. Allerdings fiel die Bewertung im Jahr 2001 noch einmal deutlich schlechter aus.[36]

Der Kinder- und Jugendpsychiater Johannes Hebebrand von der Universität Duisburg-Essen sieht einen Zusammenhang zwischen bestimmten Gesundheitskampagnen und der zunehmenden Stigmatisierung: »Wir erleben gegenwärtig, wie Personen mit Übergewicht als Versager dastehen und ausgegrenzt werden. Die Politik leistet dieser Problematik mit Präventionsprogrammen ungewollt Vorschub«, schreibt er.[37] Programme, die Kinder und Jugendliche dazu erziehen wollen, aus eigenem Antrieb ihr Verhalten zu ändern, hätten meist auch gar keine Auswirkung auf das Körpergewicht. »Um eine Zunahme der Stigmatisierung zu vermeiden, sollten Präventionsprogramme Übergewicht nicht länger thematisieren.« Auch die Kampagne »Fünf am Tag« sieht er kritisch – man solle Kindern ins Essen nicht reinreden, sagte er in einem Interview.[38] Manche Ernährungspsychologen schlagen deshalb vor, man solle Kindern gar nicht mehr vom gesunden Gemüse predigen, sondern sie lieber in Schulgärten und in Kochkursen erfahren lassen, wie Radieschen und Kohlrabi wachsen und wie man sie zubereitet.

Vorsorge ist niemals abgeschlossen

Auch den Schlanken, Gesundheitsbewussten machen die Anforderungen Stress. Vor lauter Vorbeugen können sie sich niemals zurücklehnen. Denn mit dem Projekt der Selbstoptimierung ist man ja niemals fertig – wer gestern im Fitnessstudio war, muss morgen schon wieder hin, wer heute seine Ration Obst geschafft hat, muss morgen schon kraftvoll in den nächsten Apfel beißen. Die Chance, etwas für seine Gesundheit zu tun, wird zur permanenten Pflicht – auch das bringt das neue Körperideal mit sich.

Wie hoch der Druck bereits ist, für die eigene Unversehrtheit zu sorgen, zeigte sich im Mai 2013. Die Schauspielerin Angelina Jolie veröffentlichte in der *New York Times* einen Artikel mit dem Titel »My Medical Choice«, meine medizinische Entscheidung. Darin machte sie bekannt, dass sie sich vorsorglich das Gewebe beider Brüste hatte entfernen lassen, weil ihr Risiko für Brustkrebs durch eine genetische Variante besonders hoch gewesen war. Viele Frauen reagierten alarmiert, auch in Deutschland: Kliniken hatten nach der Veröffentlichung enorm viele Anfragen, manche zehnmal so viele wie sonst, Beratungstermine waren auf Monate hin ausgebucht. Die Frauen wollten sich wie die Schauspielerin auf genetische Risiken hin testen lassen und erkundigten sich, ob auch sie ihr Brustgewebe entfernen lassen sollten. Nicht jede Frau, deren Mutter oder Tante an Krebs erkrankt sei, habe den Gendefekt, beruhigten die Experten. Und nicht jede Frau mit einer Mutation brauche zwangsläufig die Operation. Und doch entschieden sich Frauen mit stark erhöhtem Risiko nach dem Bekenntnis der Schauspielerin öfter als sonst für die Amputation, hieß es beim Uniklinikum Düsseldorf.[39]

Angelina Jolie hatte ihre Mutter lange leiden und jung sterben sehen. Sie hatte Angst, dass ihr das Gleiche passiert. Und sie traf eine radikale Entscheidung. All das ist absolut nachvollziehbar. Und ja, sie hatte auch das Recht, ihre Geschichte zu veröffentlichen und andere Frauen zur Vorsorge mit Gentests aufzurufen. Und doch hat dieser Appell Nebenwirkungen. »Krebs ist immer noch ein Wort, das die Menschen mit Angst erfüllt und ein enormes Gefühl der Machtlosigkeit erzeugt«, schreibt Angelina Jolie in ihrem Artikel. Dank der neuen Diagnostik, mit der sich das persönliche Risiko bestimmen lässt, könne man stattdessen eine aktive Rolle einnehmen. Betroffene könnten nun handeln. »Ich hoffe, es hilft den Frauen, die dies lesen, zu wissen, dass sie Möglichkeiten haben«, schreibt Jolie.

Mit dieser Rhetorik bekräftigt sie die Illusion, Gesundheit sei nur eine Frage der richtigen Planung. So verführerisch diese

Überlegung auch ist, man muss sich klarmachen, dass das so nicht stimmt – hat man gerade erst ein Risiko ausgeräumt, tut sich oft schon wieder ein neues auf. Eine Frau, die eine Mutation im BRCA1- oder BRCA2-Gen hat, trägt nicht nur ein erhöhtes Risiko für Brust-, sondern auch für Eierstockkrebs in sich. Lässt sie das Brustgewebe vorsorglich amputieren, muss sie immer noch mehr als andere fürchten, an den Eierstöcken zu erkranken. Entfernt man auch diese Organe, gerät das Hormonsystem des gesamten Körpers durcheinander. Die Hormone zu ersetzen ist medizinisch umstritten, weil dadurch wieder neue Risiken entstehen könnten. Und was ist, wenn das Risiko zu erkranken bei, sagen wir, 50 Prozent liegt? Dann könnte man genauso gut gesund bleiben wie krank werden. Macht einen das zum Hochrisikokandidaten? Und wenn man sich gegen radikale Vorsichtsmaßnahmen entscheidet oder sein Risiko gar nicht erst kennen will? Ist man dann selbst schuld, wenn man erkrankt? Gesund alt zu werden ist nur zum Teil das Ergebnis guter Planung und umsichtiger Vorsorge, es hat auch sehr viel mit Glück zu tun.

Die Eigentlich-Aber-Diät

Die meisten Deutschen haben die Gesundheitsgebote vor allem für das Essen schon akzeptiert. Sie sind bereit, ihre Pflichten zu erfüllen. Nur an der Umsetzung hapert es, so ernähren wir Deutschen uns gewissermaßen nach einer Eigentlich-Aber-Diät. Eigentlich haben wir ja die besten Absichten für einen guten, richtigen Ernährungsalltag: Knapp 70 Prozent der Deutschen sind fest entschlossen, sich bewusst, abwechslungsreich und gesund zu ernähren. So reden wir in Umfragen. Qualität bedeutet für die meisten von uns schon lange nicht mehr nur, dass ein Lebensmittel schmeckt und sicher ist – sondern auch, dass es aus der Nähe kommt, frisch, naturbelassen und gesund ist.[40]

Doch dann kommt das Aber. So aufgeklärt und anspruchsvoll wir Deutschen sind, so schnell weichen wir im wirklichen Leben von unseren Idealen ab. Zum Beispiel essen wir – gemessen an den Empfehlungen der Deutschen Gesellschaft für Ernährung – viel zu wenig Obst und Gemüse. Seit 2005 sank die Obstquote auch noch um 14 Prozent (während die Fettzufuhr stieg).[41] Und auch dieses Klischee stimmt: Insbesondere Männer essen zu viel Fleisch. Dazu kommt, dass vier von zehn Deutschen einmal in der Woche oder häufiger Fertiggerichte aufwärmen.[42] In dieser Kluft zwischen Wunsch und Wirklichkeit gedeiht das schlechte Gewissen. »Ich ernähre mich zu einseitig«, »Ich esse zu wenig Gemüse«, »Ich würde öfter kochen, wenn ich die Zeit hätte« – solchen Aussagen stimmen vor allem Berufstätige zu. Offenbar leiden viele darunter, dass sie an ihren eigenen, sozial erwünschten Ansprüchen scheitern.

Es ist paradox, aber tatsächlich leben wir in unserer körperfixierten Zeit gar nicht so vorbildlich. Nicht nur beim Essen liegt die Realität näher an Pommes als an Möhrchen, auch was den Sport angeht, sind wir noch lange nicht da, wo die Krankenkassen uns haben wollen. Es ist auch keineswegs so, dass wir seit den sechziger Jahren konsequent immer gesünder leben: Der Alkoholkonsum stieg in Deutschland von 1950 bis 1980 immer weiter an, von 3 auf 13 Liter reinen Alkohol pro Person im Jahr. Seit den achtziger Jahren, als mit Aerobic und Frauen-Bodybuilding ein neuer Körperkult aufkam, werden wir von Jahr zu Jahr nüchterner. Inzwischen ist der Alkoholverbrauch wieder auf 9,5 Liter im Jahr 2012 gesunken, was im Vergleich mit anderen Ländern immer noch ordentlich ist. Und es ist mehr als 1960 – der Zeit, in der das öffentliche Trinken doch eigentlich salonfähiger war als heute.[43] Seit den fünfziger Jahren stieg auch der Tabakkonsum enorm an, erst seit ein paar Jahren sinkt er wieder leicht. Die breite Masse der Deutschen lebt also gar nicht konsequent immer gesundheitsbewusster, sondern wir rauchen und trinken weiter – nur nicht mehr fröhlich, sondern mit schlechtem Gewissen.

Da versteht man plötzlich die Pflichtbewussten unter uns, die diesem schlechten Gewissen entgehen wollen, indem sie alles richtig machen. Sie geben sich größte Mühe, den Forderungen nach einer bestmöglichen Pflege des eigenen Körpers nachzukommen. In der Ernährung haben sie den Schlüssel zu einer besonders wirksamen Gesundheitsfürsorge gefunden. Bei all den Appellen und angesichts des Risikos, bei Nichterfüllung der Gesundheitspflichten als asozial zu gelten, kann man es ihnen nicht einmal verübeln, wenn sie übers Ziel hinausschießen – und vorsorglich nur noch glutenfrei frühstücken oder angesichts ihres Wassereis verspeisenden Kleinkinds in Panik verfallen.

Nicht nur die wenigen echten Gesundheitsstreber, sondern auch die Mehrheit von uns, wir Eigentlich-Aber-Esser, ist anfällig für glutenfreies Brot, Tee mit entgiftender Wirkung und sonstige Superfoods. Wir kompensieren damit unsere Ernährungssünden oder stellen dort ein besonderes Gesundheitsbewusstsein unter Beweis, wo andere zusehen. Der Chef kommt mit in die Kantine? Für mich nur das Gemüsesüppchen, ich ernähre mich diese Woche vegan. Sollen sich doch die Kollegen mit dem Schnitzel mästen und hinterher am Schreibtisch einschlummern, ich arbeite dynamisch weiter. Dass man sich hinterher am Automaten ein, zwei Schokoriegel holt, merkt ja keiner. Die wohl dramatischsten Schaukämpfe spielen sich derzeit in deutschen Kitas ab, wo schon grüner Wackelpudding als Nachtisch oder Schoko-Weihnachtsmänner im Advent zu Eklats geführt haben. Was nicht heißen muss, dass in all den erbosten Familien zu Hause jeden Abend das frische Gartengemüse liebevoll zerkleinert, schonend gegart und mit Kräutern bestreut gemeinsam genossen wird.

Und wenn wir im Kindergarten den Kampf gegen den Wackelpudding gewonnen haben, schauen wir zu Hause noch ein paar Folgen *Mad Men* und schwelgen in der Sehnsucht nach wilderen Zeiten. »Die Serie bezieht ihr spezielles Prickeln aus genau diesem Unterschied, aus den Momenten, die in scharfem Kontrast stehen zu unserer heutigen Lebensweise«, schreibt die New Yorker Autorin Katie Roiphe in ihrem Essay-Band *Messy Lives*. Was sie meint, sind »all die hitzig-melancholischen Seitensprünge, die Cocktails trinkenden Schwangeren und die Siebenjährigen, die lernen, den perfekten Tom Collins zu mixen«. Warum viele die Serie dermaßen packte, beantwortet sie so: Zunächst überkomme uns beim Betrachten ein Gefühl der Überlegenheit, weil wir es heute so viel besser wissen. Bei dem Gedanken an unser eigenes, so viel vernünftigeres Leben könne man sich erst einmal »eines puritanischen Wonneschauers nicht erwehren«. Dann aber komme noch etwas anderes dazu: »Ist da nicht auch ein winziges bisschen Wehmut, ein leichter, aber unverkennbarer Anflug von Sehnsucht nach all dem stilvollen Chaos, all dieser selbstvergessenen, rückschrittlichen Unbekümmertheit?«

Katie Roiphe diagnostiziert eine Parallele zwischen dem Widerwillen der Charaktere in *Mad Men* gegen den repressiven Geist der fünfziger Jahre und unserer heimlichen Ablehnung gegen »die subtilere, ausgefuchstere Repressivität« der heutigen Zeit. Selbst bei denen, die absolut regelkonform leben, beobachte sie kurze Ausfälle in die Welt des Exzesses. »Ich habe schon mehr als eine Mutter erlebt, die sich von der Party schleicht, um im Garten eine heimliche Zigarette zu rauchen.« Der freie Fall ins Chaos wie bei *Mad Men* sei für die heutigen maßvollen Rebellen jedoch nichts. »Sie wollen fünf Staffeln davon sehen, aber auf dem sicheren Zerrspiegel ihres Fernsehers.«

Ich glaube, uns fasziniert an der Serie auch, dass die Charaktere noch recht wenig über Medizin wissen, was einen von Gesundheitspflichten automatisch befreit. Weil damals noch unklar war, wie schädlich Rauchen und Trinken überhaupt ist, konnte man sich lustvoll berauschen, ohne sich dafür rechtfertigen zu müssen. Heute dagegen sind wir rundum aufgeklärt und sammeln immer neue Informationen darüber, was unserer Gesundheit schadet und was sie stark macht. Das ist großartig, keine Frage, aber das Besserwissen zwingt uns auch dazu, immer so furchtbar vernünftig und verantwortungsbewusst zu sein. Und weil die meisten von uns dieser Verantwortung eben nicht gerecht werden (Eigentlich-Aber), gehen wir die seltsamsten Wege, um Sollen und Wollen in Einklang zu bringen.

Mütterliche Fitness-Apps

Ernst zu nehmende Menschen lassen sich von technischen Geräten und Gesundheits-Apps auf dem Smartphone piesacken. Freiwillig, jeden Tag. Von Bewegungssensoren lassen sie sich diktieren, wie viele Schritte sie bis zum Abend noch gehen sollen, und virtuelle Ernährungstagebücher schreiben ihnen vor, wie viel sie essen dürfen. Sie lassen sich hetzen, auf den Berg oder um den Stadtpark. Alles wird dokumentiert, auch Monate später werden die Nutzer daran erinnert, wann sie ihre Pflicht erfüllt haben – und wann nicht.

Als ich die Technik selbst ausprobiert habe, habe ich verstanden, dass es dabei nicht um Härte geht, sondern um Fürsorge. Meine Gesundheits-Apps haben mich keineswegs geknechtet, sondern sich sehr nett um mich gekümmert. Endlich musste ich mal nicht so furchtbar erwachsen sein und alles selbst geregelt bekommen, sondern konnte mich auf die mütterlichen Ratschläge meines Smartphones verlassen. Wenn sich etwa die App vom Abnehmportal *Fat Secret* herausnimmt, mir ständig anzuzeigen, wie viel ich noch essen darf und wann Schluss ist, dann ist das ja auch nichts anderes als das, was meine Eltern früher gesagt haben: »Für heute keine Gummibärchen mehr.«

Weil wir heute unter dem sozialen Druck stehen, selbst für unsere Gesundheit zu sorgen, ist es angenehm, einen Teil der Verantwortung abzugeben. Dieses Bedürfnis ist offenbar so groß, dass wir uns auch auf die damit verbundene Datenschutzkatastrophe bereitwillig einlassen – keiner weiß so genau, was die Firmen mit unseren intimen Angaben zu Gewicht, Ernährung und sportlicher Leistungsfähigkeit anstellen. Erste Krankenkassen bieten schon Apps an, mit denen die Versicherten ihre Daten zu Gesundheitszustand und Aktivität erfassen können. Der daraus berechnete »Healthscore« wird an die Krankenkasse übermittelt. Anonym – noch.[44]

Mit unserer Sehnsucht nach Fürsorge locken uns die cleveren Gerätehersteller höchst erfolgreich, allen Bedenken zum Trotz. Die neue Zahnbürste Beam Brush etwa passt auf, dass man sich regelmäßig und lange genug die Zähne putzt. Wie fleißig man beim Putzen war, übermittelt sie einer App auf dem Smartphone. Wer brav geschrubbt hat, bekommt eine virtuelle Belohnung, die er in einer Schatzkiste aufbewahren kann. Die elektronische Gabel Hapifork misst mithilfe von Bewegungssensoren, wie schnell man isst. Schlingt man das Essen hastig hinunter, beginnt die Gabel zu vibrieren und zu blinken. »Iss nicht so schnell, du verdirbst dir den Magen«, meint man die Mutter zu hören. Belohnen und Ermahnen, zwei altbekannte Erziehungsmethoden.

Der Schrittzähler der Firma Fitbit und die dazugehörige App nehmen es sogar persönlich, wenn ihr Nutzer faul ist. Wenn er sich nicht genug bewegt, zeigt das Display des Schrittzählers eine beleidigte Blume mit kurzem Stängel und wenigen Blättern. Hat der Nutzer die 10 000 Schritte, die er jeden Tag gehen soll, fast erreicht, feuert die App ihn an. Am Ziel gratuliert sie, und die Blume wächst. Es ist wie früher in der Schule, wenn die Lehrerin unter ein Diktat mit vielen Fehlern ein trauriges Gesicht malte, unter eines mit wenigen Fehlern ein lachendes – oder eine Blume. Fein gemacht! Dass das Lob der Maschinen bei Menschen ankommt, ist aus der Medienpsychologie bekannt. Komplimente von Computern machen uns zufrieden. Wer gelobt wird, bewertet sogar den Computer und die Interaktion mit ihm positiver. Es entsteht eine Beziehung.

In Zukunft werden Maschinen uns noch mehr bemuttern, vielleicht werden sie uns sogar direkt mit gesundem Essen versorgen. Gut möglich, dass Mahlzeiten in einigen Jahren aus dem 3-D-Drucker kommen. Mit diesen Geräten lässt sich nämlich nicht nur Kunststoff zu Bechern oder Spielzeug formen, sondern auch Teig zu Keksen. Der 3-D-Drucker drückt eine Schicht Paste auf die nächste, bis ein Objekt entsteht, das man backen und essen kann. Manche Visionäre beschreiben die kulinarische Zukunft so: Auf dem Smartphone werden wir in der Foodprinter-App Lasagne wählen, die der 3-D-Drucker zu Hause dann zubereitet. Doch die App kennt auch unsere Gesundheitsdaten – wer zu dick ist und sich in letzter Zeit unausgewogen ernährt hat, dem bereitet die Maschine nur eine kleine Portion mit viel Grünzeug zu.[45] Künftig könnte auch ein spezielles Zahnimplantat dafür sorgen, dass wir Diätpläne einhalten. Taiwanesische Forscher haben einen Sensor entwickelt, der Bewegungen im Mund misst. Er erkennt, ob ein Mensch kaut oder bloß spricht. Irgendwann könnten Ärzte anhand solcher Daten feststellen, wie viel ihre Patienten essen. Eine heimliche Extraportion wäre dann nicht mehr drin, der Sensor würde alles petzen. Bald soll der Sensor so klein sein, dass man ihn in eine Krone einsetzen kann.[46]

Manche Geräte werden unsere Gesundheit sogar sorgfältiger überwachen, als der Hausarzt es kann. Demnächst will die kalifornische Firma Scanadu den Sensor Scout auf den Markt brin-

gen. An die Schläfe gehalten soll er Temperatur, Sauerstoffge-
halt im Blut und Herzfrequenz messen – und die Daten an ein
Smartphone übertragen, das alle Ergebnisse speichert. Ähnliche
Systeme sind schon auf dem Markt: Die App »Kardiograph« zum
Beispiel ermittelt die Herzfrequenz, wenn man einen Finger auf
die Kameralinse im Smartphone legt. »Tactio« erfasst über extern
angeschlossene Geräte Gewicht, Blutdruck und Puls. Während
wir uns nach den glücklichen Zeiten des Nichtwissens sehnen,
sammeln wir also immer mehr Informationen darüber, wie es
uns gerade geht.

Bald werden wir noch genauer in uns hineinhorchen, sagt
Scanadu voraus. In einem Imagefilm zeigt die Firma, wie sie unser Leben verändern will, indem sie Smartphones zu medizinischen Diagnosegeräten aufrüstet: Die Eltern sind besorgt. Vor
drei Tagen hatte das Kind Fieber, jetzt ist seine Haut gerötet. Eine
normale Familie würde das Kind jetzt in eine Arztpraxis fahren,
aber diese Familie lebt in der Zukunft. Der Vater richtet mit der
einen Hand eine Art dreieckige Taschenlampe auf den Oberkör-
per des Sohnes und sieht auf sein Smartphone, das er in der anderen Hand hält. »Drei-Tage-Fieber«, sagt er dann erleichtert.
»Wir sollen zu Hause bleiben.« Die Krankheit ist harmlos und
verschwindet von selbst wieder.

Von kleinen Start-ups bis zu großen Konzernen präsentieren derzeit immer neue Entwickler diese Art von Geräten, die
unseren Gesundheitszustand prüfen, Daten über unsere Körper sammeln und uns so einen exakten Einblick in unser Inneres
geben. Kommt einem Patienten ein Leberfleck verdächtig vor,
klemmt er ein Mikroskop vor die Linse der Kamera im Smart-

phone, macht selbst Detailaufnahmen von der Stelle und übermittelt diese gleich an den Arzt. Mit einem Urinstick und passendem Messgerät fürs Smartphone sollen wir bald routinemäßig die Funktion unserer Nieren inspizieren können. Angeheizt hat die Entwicklung ein Wettbewerb, bei dem 267 Teams aus 35 Ländern gegeneinander antreten. Die X Prize Foundation, die regelmäßig skurrile Forschung belohnt, und die Stiftung des Unternehmens Qualcomm schenken demjenigen zehn Millionen Dollar, dessen Erfindung einem mobilen Arzt am nächsten kommt. 2015 treffen die Entwickler beim Finale aufeinander. Dann sollen sie mithilfe ihrer Geräte 15 Krankheiten von Ohreninfektionen bis zu Hautkrebs erkennen.

Viele der Entwickler stehen der Quantified-Self-Bewegung nahe, die es sinnvoll findet, möglichst viele Körperdaten von Blutdruck bis zu den täglich zurückgelegten Schritten zu dokumentieren, in der Hoffnung, den Gesundheitszustand so besser überwachen zu können. Vor ein paar Jahren war viel zu lesen über die Selbstvermesser, die sich von erstaunten Journalisten zu ihren Lebensgewohnheiten interviewen ließen. Sie erzählten davon, wie sie ihre Schlafphasen Nacht für Nacht analysieren ließen und speicherten – für den Fall, dass die Medizin einmal etwas damit anfangen könne, oder einfach nur, um sicher zu wissen, ob sie gut geschlafen hatten. Manche gingen mit dem Reporter zu Mittag essen und piksten sich nach dem letzten Bissen in den Finger, um den Blutzuckerspiegel zu messen. Anfangs hatte man den Eindruck, dass nur drei Hipster aus Berlin-Mitte bei der Bewegung mitmachten. Doch dann erzählte mir auf einmal eine Freundin, die bisher noch nicht als besonders technikaffin aufgefallen war, dass auch sie jetzt so ein Armband zur Schlafanalyse trage. Die Angebote von Nike Plus von Jogging-App bis zum Armband, das alle Bewegungen des Körpers »vom morgendlichen Workout bis zur langen Partynacht« aufzeichnet, nutzen nach Angaben des Unternehmens inzwischen 18 Millionen Menschen weltweit.[47] Mit der Armbanduhr Apple Watch wird es endgültig selbstverständlich, die eigenen Körperdaten zu speichern. Die Health App ist auf jedem neuen iPhone vorinstalliert, auf älteren Geräten wird sie mit dem nächsten Update des Betriebssystems hochgeladen. Apple wird so zur zentralen Sammelstelle für Gesundheitsdaten der Kunden.

Sehr wahrscheinlich also, dass auch die Diagnosegeräte aus der Zukunft in unserer Gegenwart ankommen. »Wir wissen immer noch mehr über unsere Autos als über uns selbst. Aber langsam wächst das Bewusstsein dafür, dass wir herausfinden müssen, wer wir sind«, sagt Eileen Bartholomew von der X Prize Foundation, der Stiftung, die den Wettbewerb ausgerufen hat. »Mit den neuen Geräten hat jeder seine Gesundheit selbst in der Hand.« Ihr gefällt die Idee, dass der mobile Arzt bald permanent den Körper überwacht – einige Erfinder malen sich aus, dass wir bald Chips unter der Haut tragen, die ständig Messdaten ans Smartphone schicken. »Dass man so viele Daten miteinander verbinden kann, war in dem Maß noch nicht möglich und wird zu völlig neuen Erkenntnissen führen«, glaubt sie.

Wenn es nach Scanadu geht, sollen wir uns bald routinemäßig beruhigen, bevor wir überhaupt auf die Idee kommen, uns um unseren Zustand zu sorgen. So wie der smarte Leistungsträger im Imagefilm der Firma. Der Mann betritt ein Bürogebäude, bleibt stehen und scannt mit der dreieckigen Taschenlampe seinen Hals. Er blickt auf sein Smartphone – und lächelt zufrieden.

Wir beginnen daran zu glauben, dass mehr Wissen automatisch mehr Gesundheit bringt. Und daran, dass akribische Dokumentation ewige Gesundheit garantiert.

Wohin das führen könnte, spielt die Schriftstellerin Juli Zeh in ihrer negativen Utopie *Corpus Delicti* durch. In einer zukünftigen Welt irgendwann im 21. Jahrhundert geben sich die Menschen zur Begrüßung aus Angst vor Keimen nicht mehr die Hand, trinken bevorzugt heißes Wasser und arbeiten tagtäglich ihr staatlich verordnetes Sportprogramm ab, Verstöße werden geahndet. In der Gesundheitsdiktatur werden all die Körperdaten, die wir heute freiwillig sammeln, zwangsweise erhoben und zentral verwaltet.

Als die Protagonistin ihren Bruder verliert, fällt sie in tiefe Trauer, was allein schon ein Störfaktor für das herrschende System ist, weil es sich dadurch legitimiert, dass die Bürger durch körperliche Perfektion auch glücklich sind. »Gesundheit ist ein Zustand des vollkommenen körperlichen, geistigen und sozialen Wohlbefindens – und nicht die bloße Abwesenheit von Krankheit«, lautet ein Glaubenssatz des Gesundheitsstaats. Negative Emotionen sind nicht vorgesehen. Doch Mia verliert auch noch ihren Glauben an das politische System – und lässt ihren Hometrainer stillstehen. »Vernachlässigung der Meldepflichten« wird ihr daraufhin vorgeworfen: »Schlafbericht und Ernährungsbericht wurden im laufenden Monat nicht eingereicht. Plötzlicher Einbruch im sportlichen Leistungsprofil. Häusliche Blutdruckmessung und Urintest nicht durchgeführt.« Das Delikt ist gravierend genug für eine Verwarnung.

In Juli Zehs Fantasiestaat wird Gesundheitsvorsorge endgültig zur Bürgerpflicht: Der Körper des Einzelnen ist Teil des Staatskörpers, nur auf der Basis von gesunden Einheiten funktioniert das große Ganze. »Wenn wir vernünftig denken«, sagt eine Richterin zur Protagonistin, »schuldet die Gemeinschaft Ihnen Fürsorge in der Not. Dann aber schulden Sie der Gemeinschaft das Bemühen, diese Not zu vermeiden. Ist das nachvollziehbar?«

6

Ernährung als Ersatzreligion

Die Ernährung gilt heute als Schlüssel zu ewiger Gesundheit. Nur: Was heißt das? Viele Kohlenhydrate und wenig Fett? Oder umgekehrt? Oder ganz anders? Wissenschaftliche Erkenntnisse ändern sich immer wieder – und werden damit unattraktiv für all jene, die nach einfachen Rezepten suchen. In ihrem Bedürfnis nach Orientierung schließen sich viele Gesundheitsbewusste Ernährungsgurus an, die Heil versprechen, wenn man nur streng genug ihren Lehren folgt.

Attila Hildmann und Detlef D. Soost haben viel gemeinsam, obwohl der eine Physik studiert und der andere in Castingshows Popstars ausbildet. Beide haben sich selbst zu Ernährungsberatern ernannt, beide haben Kochbücher geschrieben, in denen es um Aussehen, Fitness, Gesundheit und Lifestyle geht. Dass ihre Werke mehr sind als profane Diätratgeber, dass es um höhere Werte geht als bloße Eitelkeit, betonen beide.

In seinem Blog erzählt Hildmann, der Herzinfarkt seines Vaters habe ihm klargemacht, wie wichtig gesunde Ernährung ist. Bei Soost lernen wir: »Viele der heutigen Produkte sind aus ernährungsphysiologischer Sicht für unseren Körper nicht geeignet!« – Gesundheitsideal kombiniert mit Zivilisationskritik.

Selbst die Art, wie beide ihre Ernährungsprogramme präsentieren, ist ähnlich: Attila Hildmann posiert auf dem Cover seines Buchs *Vegan for Fit* auf einem Dach vor Berliner Kulisse. Man sieht ihn von hinten, die Arme hat er ausgebreitet, als wolle er die Stadt umarmen. Detlef D. Soost hat ein Werbefilmchen zu seinem Abnehmprogramm gedreht. In dem Video spricht er verschwörerisch von seinem Ernährungsgeheimnis, das er mit einem teilen will. Im Hintergrund sieht man durch Fenster die Skyline von – Berlin. Sowohl Hildmann als auch Soost zeigen, um die Wirksamkeit ihrer Ernährungstipps zu beweisen, Vorher-nachher-Bilder von sich selbst: Beide waren einst untersetzt und sind jetzt muskelgestählt. Sehr überzeugend. Nur dass ihre Lehren komplett im Kontrast zueinander stehen: Hildmann predigt cholesterinfreie, vegetarische Ernährung und kocht ohne Fleisch und Fisch, ohne Eier und Milchprodukte. Soost fährt auf der Low-Carb-Schiene und behauptet, dass man auch mit Schweinefilet im Speckmantel abnehme, wenn man denn nur die kohlenhydrathaltige Beilage weglasse (auch aus Kohlrabi könne man leckere Bratkartoffeln machen beziehungsweise Bratkohlrabi!).

Einfach essen, weil es schmeckt und satt macht, war gestern. Heute hat die Ernährung höhere Aufgaben. Sie soll uns fit und dynamisch halten, sexy machen, uns ins seelische Gleichgewicht bringen und unerschütterliche Gesundheit bis ins hohe Alter garantieren. Darüber, dass die richtige Ernährung der Schlüssel zum Heil ist, sind sich alle einig. Nur auf die Frage, was denn nun »richtig« bedeutet, gibt es viele Antworten. Und zwar Antworten, die sich nicht gut miteinander vertragen. Der Markt der Ernährungsratgeber hält für jeden gesundheitsbewussten Esser die passende Glaubensrichtung bereit: Wer an die Mittelmeerdiät glaubt, verleiht Pasta und Olivenöl einen Heiligenschein und verteufelt gesättigte Fettsäuren – Butter kommt ihm nicht aufs Brot. Wer Low Carb folgt, preist Fisch, Fleisch und Gemüse und verdammt Nudeln und alles, was sonst noch Kohlenhydrate enthält – Brot kommt ihm nicht unter die Butter. Und wer sich nach der Steinzeitdiät richtet, isst wie unsere ganz alten Vorfahren vor allem Fleisch, Nüsse und Pflanzen, weil das angeblich unserem menschlichen Naturzustand entspricht – er lehnt sowohl Brot als auch Butter ab. Zwischen Glutenpanik, veganen Entgiftungsprogrammen und Rohkostpredigern kommt man sich schnell verloren vor.

Man könnte denken, die Wissenschaft als Institution des Rationalen bringe Klarheit in das Dickicht der widerstreitenden Ideologien. Doch auch nach jahrzehntelanger Forschung lässt sich immer noch nicht zuverlässig beantworten, welches Lebensmittel die Gesundheit wie beeinflusst. Sicher geglaubte Erkenntnisse stellen sich oft doch als falsch oder zumindest strittig heraus. Das liegt daran, dass der Mensch und sein Essverhalten ein schwieriges Forschungsobjekt sind. Gibt man Versuchspersonen zum Beispiel Weißbrot zu essen und untersucht im Anschluss ihre Blutwerte, weiß man zwar, wie stark pur gegessenes Weißbrot den Blutzuckerspiegel ansteigen lässt, aber nichts über die langfristige Wirkung des Lebensmittels. Befragt man Menschen nach ihrem Essverhalten und prüft ihren Gesundheitszustand, lassen sich zwar Rückschlüsse auf langfristige Einflüsse ziehen, trotzdem sind die Aussagen unsicher. Denn oft ist die Erinnerung daran, wie man sich in den vergangenen Jahren ernährt hat, verzerrt. Kranke haben außerdem oft ein schlechtes Gewissen und erinnern sich deutlicher an unerwünschtes Essverhalten.

Als zuverlässiger gelten Langzeitstudien, für die Forscher Gesunde über viele Jahre hinweg immer wieder befragen. Wenn sich dann zeigt, wer krank wird und wer nicht, sind Aussagen über die langfristige Wirkung eines Ernährungsstils möglich. Noch exakter sind sogenannte Interventionsstudien, für die zwei Gruppen gebildet werden: Eine ernährt sich einige Jahre lang nach einem bestimmten Stil, zum Beispiel mit wenig Fruchtzucker, die andere Gruppe isst wie gewohnt weiter. Verändert sich der Gesundheitszustand der Teilnehmer, die wenig Fruchtzucker essen, im Vergleich zur Kontrollgruppe, kann man ziemlich sicher sagen, dass die fruktosearme Ernährung die Ursache dafür ist. Solche Studien sind aber aufwendig und teuer und werden daher selten gemacht.

Und so verkneift sich der aufgeklärte Mitteleuropäer jahrelang das Frühstücksei, weil er gelernt hat, dass das zum direkten Herztod führen kann, um dann, wenn Eier rehabilitiert sind, der nächsten Erkenntnis zu folgen: Er füttert sich mit Lachs und Makrele in rauen Mengen – bis sich jemand die Studienlage genauer ansieht und feststellt, dass die hochgerühmten Omega-3-Fettsäuren vielleicht doch kein Allheilmittel für das Herz-Kreislauf-System sind.[48] Und selbst an der Ernährungspyramide der Deutschen Gesellschaft für Ernährung, die lange als Konsens galt, wird heftig gerüttelt: Anhänger des Prinzips Low Carb werfen ihr vor, zu sehr auf Kohlenhydrate zu setzen und zu Unrecht fettarme Ernährung zu predigen. Beim gesundheitsbewussten

Esser drängt sich nach diversen Umerziehungen die Frage auf: Was denn nun?

Wir könnten uns damit zufriedengeben, uns auf die wenigen ziemlich sicheren Erkenntnisse der Ernährungsmedizin zu konzentrieren: viel Gemüse, mehr Öl als Butter, wenig Transfette, nicht so viel Zucker, immer mal Vollkorn, nicht zu viel Fleisch von Rind, Schwein und Lamm, lieber selbst kochen als Packungen aufmachen. Solange die Forschung noch forscht, könnten wir uns zurücklehnen und einfach wieder essen, was schmeckt, gut bekommt und mal mehr, mal weniger diesen paar gesicherten Regeln aus der Ernährungsmedizin entspricht. Und nebenbei könnten wir in Ruhe verfolgen, ob sich der Stand des Wissens verändert und sich weitere Annahmen bestätigen. Aber das tun wir nicht.

Das Heilsversprechen, das vom Ideal der »richtigen« Ernährung ausgeht, ist einfach zu groß und zu verlockend. Deshalb suchen wir weiter nach der einen Antwort, dem Leitfaden, der Lösung, die seriöse Wissenschaftler nicht geben können – ideale Voraussetzungen für den Auftritt selbsternannter Ernährungspäpste. In der großen Vielfalt der Ernährungslehren findet jeder Sinnsucher seinen eigenen Guru. Manche wenden sich von (den wenigen) wissenschaftlich fundierten Ansätzen ab und schließen sich Glaubensrichtungen wie der Makrobiotik oder der Steinzeitdiät an. Andere folgen Ratgeberautoren, die aus Halbwahrheiten simple Botschaften stricken. Zum Beispiel dem amerikanischen Arzt David Perlmutter, der mit seinem Buch *Dumm wie Brot* großen Erfolg hat. Der Autor behauptet wortwörtlich: »Modernes Getreide zersetzt das Gehirn.« Wer viele Kohlenhydrate zu sich nimmt, insbesondere glutenhaltige Lebensmittel, muss seiner Meinung nach damit rechnen, an Depressionen, der Aufmerksamkeitsstörung ADHS oder sogar Alzheimer zu erkranken. Er belegt seine These mit einer abenteuerlichen Kombination aus Beobachtungen an seinen Patienten sowie einzelnen Studien, die er selektiv herausgreift. Ergebnisse, die nicht in sein Konzept passen, lässt Perlmutter der Einfachheit halber weg. Denn darum geht es vor allem: einfache Wahrheiten.

Die Ernährung ist für uns zu einer Ersatzreligion geworden. Natürlich, in schöngeistigen Gedankenspielereien musste schon vieles für eine solche Analogie herhalten: Fußball, Konsum, die Natur, Produkte von Apple, vieles galt schon als unsere neue Religion. Aber beim Thema Ernährung lohnt es sich wirklich, den Vergleich zu einer Religion zu wagen, weil die Parallelen hier sehr auffällig sind und viel über uns aussagen.

Aus soziologischer Perspektive sind Religionen Systeme, die Erklärungen für die Welt und Bewältigungsstrategien für das Leben bereithalten. Auch Ernährungslehren bieten Orientierung in der äußeren Welt und in der Innenwelt des eigenen Körpers. Die Steinzeitdiät etwa lehrt uns, dass wir uns heute entgegen unserer Natur ernähren, was ein Ausdruck dessen sei, dass wir jeden Bezug zu unseren Wurzeln verloren haben. Die Paläo-Küche verspricht nun, diesen Bezug wiederherzustellen, indem sie die Nahrung für uns als richtig markiert, die schon unsere ältesten Vorfahren zu sich genommen haben. Auf diese Weise will sie uns mit uns selbst versöhnen, uns erden und uns Halt geben.

Selbsterlösung durch Ernährung

Jede einzelne Ernährungslehre beinhaltet solche Heilsverspre-chen. Nur etwas andere als Religionen. Während Nahrungs-verbote und Fastenzeiten in Religionen nur zur Ausübung des Glaubens gehören, werden sie in Ernährungsideologien zum zentralen Inhalt. Das Christentum garantiert die Unsterblichkeit der Seele und verspricht, frommes Verhalten mit einem Leben im Himmel nach dem Tod zu belohnen. Weil in unserer säku-larisierten westlichen Welt kaum jemand mehr an ein Leben nach dem Tod glaubt, müssen wir unser Heil bereits im Dies-seits finden. Schon zu Lebzeiten müsse man heute das Gute, Wahre und Schöne erreichen, so formuliert es der Theologe Kai Funkschmidt von der Evangelischen Zentralstelle für Welt-anschauungsfragen in einem Interview. Er sieht ein »säkulares Heilsversprechen« darin, dass man durch einen bestimmten Er-nährungsstil so gesund lebt, dass man für Krankheiten im Prin-zip gar nicht mehr anfällig ist. In der letzten Konsequenz bedeute das eine »Selbsterlösung durch Ernährung«.[49]

Die Ernährung wird so auch zum Mittel, um durch perma-nente Pflege des Körpers von innen heraus die Lebenszeit aus-zudehnen. In seinem Buch *Vegan for Youth* beschreibt Attila Hildmann, wie er bis nach Japan reiste, um herauszufinden, warum die Menschen an manchen Orten besonders alt werden. »Aus den gesammelten Erkenntnissen über die sogenannten ›Superfoods‹ hat er jetzt eine weltweit einmalige ›Triät‹ entwi-ckelt, die Alterungsprozesse regelrecht herunterdrehen kann«, heißt es in der Werbung zum Ratgeber.[50] Der Autor selbst ist durch seine Diät übrigens schon fünfeinhalb Jahre jünger geworden.[51] Auch die Anhänger der Rohkostphilosophie setzen einige Hoffnung in Superfoods: Ein Kräuterpulver namens Reishi preisen sie als »3 Immortals«. Die Kombination von drei »wahrhaft kraftvollen Substanzen« trage zu Recht den Namen »3 Unsterbliche«.[52]

Die Frage, wie lange man wohl leben wird, treibt offenbar so manchen um. Internetportale von *Focus Online* über *Fitforfun.de* bis zu *Wann-werde-ich-sterben-test.de* berechnen uns kühl auf der Basis von Angaben zu Geschlecht (besser weiblich), allgemeiner Stimmung (besser gute Laune) und Blutdruck (besser niedrig) das voraussichtliche Datum unseres Ablebens. Die Armbanduhr Tikker, die gerade von amerikanischen Designern entwickelt wird, zählt die wahrscheinlich verbleibende Lebenszeit als Countdown herunter. Bei jedem Blick Richtung Handgelenk wird man also auf seinen sich langsam nähernden Tod aufmerksam gemacht. Die Erfinder der Uhr meinen das gar nicht morbide, sondern wollen uns auf eine etwas betuliche Art daran erinnern, worauf es ankommt im Leben. »Ärger oder Vergebung? Tik-tak. Stirnrunzeln oder Lächeln? Tik-tak.«

Ich fürchte allerdings, dass diese Denkweise – egal ob mit oder ohne die Uhr – weniger zu Lächeln, Vergebung und ›Seize the Day‹ führen wird, sondern vielmehr dazu, das Leben als Frist zu betrachten, die in absehbarer Zeit abläuft. Besser, wir machen schnell eine Lebens-To-do-Liste dazu, was wir noch alles erleben und erledigen müssen. Die Ernährung bekommt so die übernatürliche Kraft, den eigentlich schicksalhaften Todeszeitpunkt hinauszuzögern. So gibt sie uns mehr Zeit zu tun, was wir tun müssen. Und je mehr abgehakte Punkte auf der Liste, desto mehr Erfüllung und Heil.

Wie Religionen geben Ernährungslehren den Gesundheits-bewussten vor, welches Verhalten geboten und welches ver-boten ist. So steht auch für diejenigen, die nicht aus medizini-scher Notwendigkeit verzichten müssen, sondern im Glauben an eine Ernährungslehre verzichten wollen, zu jedem Zeitpunkt fest, welche Gerichte fürs Abendessen überhaupt infrage kom-men und was man auf den Einkaufszettel schreiben soll. Wer die Produkte aus dem Laktosefrei-Kühlregal in seinem Super-markt einmal als erlaubt eingestuft hat, muss sie nicht weiter hinterfragen. Das Laktosefrei-Gebot nimmt einem so die Last ab, ständig abzuwägen und auszuwählen. Entscheidungen zu treffen ist anstrengend, das bestätigt die Psychologie. Im Über-angebot der möglichen Lebensmittel und Ernährungsstile kann es deshalb den Alltag einfacher machen, bestimmte Gruppen von Nahrungsmitteln als unverträglich abzulehnen und die Auswahl von vornherein zu reduzieren. Anhänger der Stein-zeitdiät veröffentlichen in ihren Blogs als Service für Gleichge-sinnte oft Listen von Lebensmitteln aus ihrem Supermarkt, die mit der Ernährungsform vereinbar sind. So mag es nur im ersten Moment kompliziert erscheinen, all die selbstauferlegten Tabus zu berücksichtigen. In Wirklichkeit kann es Sinnsuchern das Leben erleichtern.

Rituale strukturieren den Alltag und stiften Sinn, in Religio-nen wie in Ernährungslehren. Fromme Menschen beten, besu-chen einen Gottesdienst oder lesen in der echten Bibel. Ernäh-rungsgläubige lassen sich dagegen von Regelwerken wie der

Ernährungsbibel, der *Gluten-free Bible* oder der *Entsaftungsrezepte-Bibel* auf den rechten Weg führen. Wer Rohkostjünger wird, kauft erst einmal ein Kochbuch, das genau vorgibt, wie er welche Zutaten zu verarbeiten hat. Die Anhänger des Veganpredigers Attila Hildmann müssen viel Quinoa und Linsen einkaufen, die Fans des Popstarlehrers Detlef D. Soost brauchen viel Fleisch und Fisch und müssen lernen, wie man aus Kichererbsen Spätzle macht. Morgens bereitet man ein histaminarmes Mittagessen zu, das man mit ins Büro nimmt oder dem Kind für die Kita einpackt. Am Wochenende kehrt man in dem Café ein, in dem sie garantiert vegane Cupcakes anbieten, und im Restaurant kann es zum liebgewonnenen Ritual werden, bei der Bedienung ein Gericht zu bestellen – und ihr eine detaillierte Anleitung mit auf den Weg zu geben, wie dieses bitte noch umgestaltet werden müsste, ganz nach Sallys Vorbild: »Ich hätte gern den Chefsalat, aber Essig und Öl servieren Sie extra, und den Applepie à la Mode.« – »Chef und Apple à la Mode.« – »Aber den Kuchen bitte heiß, wenn's geht. Und ich will das Eis nicht obendrauf, ich will es extra, und ich hätte gerne Erdbeer- statt Vanilleeis, wenn's geht. Wenn nicht, kein Eis … nur Schlagsahne … aber nur frische. Wenn sie aus der Dose kommt, gar nichts.« – »Nicht mal Kuchen?« – »Doch, in dem Fall nur den Kuchen, aber nicht heiß.« In diesem Dialog aus dem Film *Harry und Sally* hatte der Picky Eater seinen ersten großen Auftritt – und inspirierte offenbar viele.

»Mein Mann ist glutenfrei«

Auf einer höheren Ebene haben die Ernährungsbibeln die Aufgabe, einen in das Geheimnis einer Heilslehre einzuweihen. Später tauschen sich die Anhänger desselben Glaubens in Onlineforen darüber aus, wie viel schöner, gesünder und glücklicher sie schon sind. So stiften Religionen wie Ernährungsstile ein Gefühl von Zugehörigkeit und bieten Identifikation. Blogs wie *Glutenfrei in Berlin* oder die App *Glutenfree Roads* sind für diejenigen, die das Getreideeiweiß wirklich meiden müssen, eine große Bereicherung. Sie finden so Geschäfte und Lokale, in denen es Pizza oder Kuchen gibt, die auch für sie genießbar sind. Viele solcher Angebote richten sich aber gar nicht an die Kranken, die Gluten weglassen müssen, sondern an die Modebewussten, die es weglassen wollen.

Er meide Gluten seit fünf Jahren »wie die Pest«, schreibt der Betreiber des Blogs *Glutenfrei in Berlin*. Von einer Zöliakie spricht er nicht, auch die Leser erwähnen die Krankheit in ihren Beiträgen nicht. Eine Besucherin schreibt: »My husband is gluten free.« Nicht er *isst*, sondern er *ist*. Eine andere erzählt von ihrem Traum, selbst ein Café aufzumachen, in dem sie ausschließlich glutenfreien Kuchen anbietet. Der Betreiber des Blogs bestärkt sie in dem Vorhaben mit der Begründung: »Die Stadt braucht eines!« Schließlich seien die bisherigen Anbieter oft ungenau, viele Leute könnten eben nicht zwischen Weizen und Gluten unterscheiden (Gluten ist auch in Dinkel und Roggen enthalten). So begegnen sich die Lifestyle-Glutenfrei-Jünger dort, wo man ihnen glutenfreie Pizza backt oder zur Haxe glutenfreie Knödel serviert. Sie

148

orientieren sich an einer Landkarte, in der die Tempel ihres Ernährungsstils eingezeichnet sind, und zelebrieren dort das Mahl gemeinsam mit Gleichgesinnten.

Grundsätzlich ist nichts falsch daran, dass wir uns nach Orientierung im Leben und Ritualen im Alltag sehnen. Problematisch wird das Quasireligiöse der Ernährung erst dann, wenn manche so sehr in ihrer Ernährungslehre aufgehen, dass sie diese nicht mehr hinterfragen, sondern ihrem Guru in blindem Vertrauen folgen. Eine Anhängerin der Diät von Detlef D. Soost beschreibt in einem Onlinebeitrag, wie sie ihren Eltern klarzumachen versucht, dass sie zum Frühstück jetzt keine Brötchen mehr isst. Nach anfänglichen Akzeptanzschwierigkeiten bringt Papa dann eine ganze Schüssel voll hartgekochter Eier. Im Lauf des Tages brät sich die Autorin noch mehrere Rühreier und schreibt dann: »8 Eier an einem Tag, das ist schon eine Leistung, aber Detlef hat ja gesagt: *Eier sind gut.*«[53]

Wer sich für eine Lehre entschieden hat, mag sogar jenseits von rationalen Kriterien daran glauben. Einigen ist dieser Glaube offenbar so heilig, dass sie Kritik daran ablehnen. Ein Kollege erdreistete sich einmal, auf *Spiegel Online* einen Artikel zu veröffentlichen, der die Heiligkeit des Prinzips Low Carb infrage stellte.[54] Er hatte lediglich die Ergebnisse einer großangelegten Langzeitstudie zusammengefasst, die im renommierten Fachmagazin *British Medical Journal* erschienen war und ergeben hatte, dass langfristig das Risiko für Herz-Kreislauf-Erkrankungen steigen kann, wenn die Ernährung arm an Kohlenhydraten und reich an Eiweiß ist.[55] Der Autor ordnete die Studie gewissenhaft ein und erwähnte, dass frühere Untersuchungen zu unterschiedlichen Ergebnissen gekommen waren: Kurzfristig verbesserten sich unter einer kohlenhydratarmen Diät manchmal die Blutwerte, und die Versuchspersonen nahmen ab, andere Studien dagegen legten eine höhere Sterblichkeit durch Herz-Kreislauf-Erkrankungen nahe. Unter dem Artikel sind die Kommentare der Leser verewigt, die den Text des ketzerischen Abweichlers geraderücken. Einer vermutet, die Wissenschaftler hätten wohl »Fehler bei der Übertragung« gemacht, die »das Endergebnis verfälschen«. Eine andere Leserin führt sich selbst als lebenden Gegenbeweis an: Sie ernähre sich seit dreißig Jahren Low Carb mit viel Fleisch und Fett, habe eine »Top Muskulatur auch ohne Sportgehampel«, trotz Schwangerschaft immer noch Jeansgröße 26, nahezu faltenfreie Haut mit Ende vierzig und natürlich optimale Blutwerte.

Manche lassen sich in ihrem Glauben einfach nicht erschüttern, Einwände gegen die eigene Ideologie führen bei ihnen nur zu einer Abgrenzung von Andersgläubigen und jenen, die ihre Haltung auf Fakten begründen.

Schokokeks mit Heiligenschein

Wie weit unser Glaube an die guten Produkte gehen kann, zeigen psychologische Experimente. Der Psychologe Jonathon Schuldt stellte Versuchspersonen gemeine Fragen zu Lebensmitteln, die sie offenherzig beantworteten: Ja, man könne ruhig ein paar Kekse mehr essen, solange sie biologisch seien, sagten sie, oder den Sport ausfallen lassen, weil der Schokokeks zum Dessert ja ein Bio-Label hatte. Den wissenschaftlichen Artikel über seine Ergebnisse nannte Schuldt *The »organic« path to obesity*, der ökologische Weg zur Fettleibigkeit.[56] In einem anderen Versuch luden Psychologen Probanden zum Probeessen ein. Auf einigen Lebensmitteln klebte ein Bio-Etikett, auf anderen nicht. Chips und Joghurt aus ökologischem Anbau schmeckten den Versuchspersonen besonders gut. In Wirklichkeit waren die Lebensmittel identisch, aber der Glaube an Bio wirkte.[57]

Dass viele Menschen Lebensmittel mit Bio-Siegel automatisch für gesünder, besser und sogar leckerer halten, obwohl das nicht immer begründet ist, erklären Psychologen mit einem Phänomen, das sie passenderweise »Halo-Effekt« genannt haben, Heiligenschein-Effekt: Attraktiven Menschen schreiben wir oft unbewusst zu, sie seien auch besonders intelligent, gesund oder verhielten sich moralisch besser als andere. Eine einzige positive Eigenschaft kann eine ganze Person zum Strahlen bringen. Auch das Essen nehmen wir manchmal derart verzerrt wahr. Und gelten uns Menschen oder Produkte einmal als gut, dann schreiben wir ihnen unwillkürlich weitere positive Eigenschaften zu, obwohl wir darüber gar keine Informationen haben. Sie tragen dann eben eine Art Heiligenschein, der unser Urteilsvermögen vernebelt.

Wenn wir erst einmal an ein Symbol glauben, ist unsere Bereitschaft zum Selbstbetrug kaum aufzuhalten: In einem anderen Experiment zeigte Jonathon Schuldt Probanden Schokolade mit und ohne Fair-Trade-Label. Dieses strahlt offenbar so hell, dass der Heiligenschein einen vergessen lässt, wofür es eigentlich steht – dass die Erzeuger fair bezahlt worden sind. Sonst nichts. Schuldt bat die Teilnehmer zu schätzen, wie viele Kalorien die verschiedenen Tafeln Schokolade wohl hätten. Den Energiegehalt der Schokolade mit Fair-Trade-Siegel schätzten sie deutlich niedriger ein als den der anderen Tafeln.[58] Der Glaube an Prinzipien wie Bio oder Low Carb verselbstständigt sich also manchmal, rationale Kriterien spielen dann gerade keine Rolle mehr. In manchen Ländern bietet McDonald's schon glutenfreie Burger an – endlich gesundes Fast Food!

Nicht nur Rohkost- und Glutenfrei-Anhänger halten sich an Nahrungstabus, sondern auch Vegetarier und Veganer. Ob ihre Ernährungsformen deshalb auch den Charakter quasireligiöser Heilslehren haben, ist eine schwierige Frage. Grundsätzlich denke ich: nein. Vegetarier sind meist vor allem am Wohl der Tiere interessiert, ihre Entscheidung für den Verzicht auf Fleisch haben viele von ihnen wohlüberlegt und informiert getroffen. In Umfragen können sie sehr genau benennen, was sie kritisieren: Den meisten geht es um die schlimmen Zustände in der Massentierhaltung, bei den Tiertransporten und bei der Schlachtung.[59]

Die Vegetarier aus meinem Bekanntenkreis sagen, dass sie sich einfach wohler fühlen mit dem guten Gewissen, dass Tiere nicht für sie leiden müssen. Dass das wiederum nur eingeschränkt stimmt, weil sie ja noch Milch und Eier zu sich nehmen, akzeptieren sie. Hier geht es also lediglich um ein alltagstaugliches Maß an moralischem Verhalten, nicht um eine absolute Heilslehre.

Darüber hinaus gibt es allerdings zum einen die missionarischen Vegetarier, zum anderen die Modeveganer. Bei diesen beiden Gruppen gibt es doch quasireligiöse Züge. Im Vegetarier-bund haben sich offenbar Menschen zusammengeschlossen, die sich stark über ihren Verzicht definieren und eine eigene Lebens-weise darin sehen: In einer Umfrage unter den Mitgliedern des Bunds stimmten nur 20 Prozent der Aussage zu, dass sich Vege-tarier und Nichtvegetarier ausschließlich in der Ernährung von-einander unterscheiden. Und sie wünschen sich, dass andere ihrem guten Beispiel folgen – 90 Prozent sagten, dass alle Men-schen vegetarisch leben sollten.[60] Auch in diesem Moment wird das Quasireligiöse unangenehm, denn hier wollen die Gläubigen fehlgeleitete Schäfchen missionieren. Die Modeveganer sind vor allem interessiert an gesunden Körpern, die gut aussehen. An-geführt werden sie von Attila Hildmann, der kaum eine Gele-genheit auslässt, seinen gestählten Bauch öffentlich vorzuzeigen. Inzwischen geht von veganer Ernährung ein so großes Verspre-chen aus, den Körper zu reinigen, dass manche sie als Kur an-wenden – »Ich hab in letzter Zeit ziemlich viel Schrott gegessen und definitiv zu viel getrunken, jetzt muss ich mich mal entgif-ten«, alles schon gehört.

Ernährungsratgeber bekräftigen diesen Ansatz: »*Vegan für Ein-steiger* ist nicht nur für Menschen gedacht, die Fleisch und Milch für immer abschwören wollen, sondern auch eine Einladung, eine einmonatige vegane Kur zu machen oder einfach mal für ein paar Wochen das Vegane auszuprobieren«, heißt es in der Beschreibung eines Buchs.[61] Auch Attila Hildmann selbst pro-pagiert vegane Ernährung als Kur mit unglaublicher Wirkung: »Über 100 000 Menschen haben mit den Bestsellern *Vegan for Fit* und *Vegan for Fun* am eigenen Körper erfahren, dass eine vorübergehende vegane Ernährungsweise, frei von chemischen Zusätzen, weit mehr bringt als nur beachtliche Verluste an Übergewicht. Unzählige ernährungsbedingte chronische Krankheitsbilder heilten in nur 30 Tagen ab.«[62] Das Buch *Vegan for Youth* ist ausdrücklich konzipiert als zweimonatige Verjüngungskur. So gibt Attila Hildmann denen, die ihm folgen, ein sehr klares Heilsversprechen: Ihr werdet schöner und gesünder sein, und ihr werdet länger leben.

Manchmal nehmen Ernährungslehren sogar fundamentalistische Züge an. Dass die Gläubigen sich an Gebote und Verbote wirklich halten, stellen sie mit Horrorszenarien sicher. Wer nicht fromm genug ist, dem droht Unheil. Im Umkehrschluss bedeutet das, dass der Ernährungsgläubige selbst schuld sein muss, wenn ihm Unglück widerfährt. Der Theologe Kai Funkschmidt sieht hier eine Parallele zwischen Extremisten in der Religion und denen im Bereich Ernährung: »Wenn du doch krank wirst, dann muss es irgendwie an dir gelegen haben«, besage die Logik. »Im Krankheitsfall kann es nur an der schlechten Ernährung gelegen haben, oder, aus religiöser Sicht betrachtet, der Lebensstil war nicht fromm genug und der Glaube nicht ausreichend.«[63]

Auch in David Perlmutters Bestseller *Dumm wie Brot* findet sich dieses Schuldprinzip: Er beschreibt, wie die Angehörigen von Alzheimerkranken sich oft grämen und ihn, den Arzt, fragen, warum eine so furchtbare Krankheit bloß ausgerechnet ihre Mutter, Schwester, ihren Vater oder Bruder getroffen habe. Er sei dann sehr vorsichtig mit seinen Worten, schreibt er. Immerhin. »Aber wenn ich Familien angesichts des heutigen Erkenntnisstands die nackte Wahrheit sagen müsste, würde ich ihnen mitteilen, dass der oder die Betroffene vielleicht einen oder mehrere der folgenden Fehler begangen hat.« Und dann zählt er auf, was seiner Ansicht nach Risikofaktoren für Alzheimer sind, darunter hoher Konsum von Kohlenhydraten und fettarme Ernährung.[64] Wissenschaftlich ist das nicht haltbar, doch um ausgewogene Informationen geht es hier nicht. Die Patienten wurden bestraft, weil sie sich nicht seiner, sondern entweder keiner oder einer anderen, falschen Glaubensrichtung angeschlossen hatten.

Entgiftende Fußbäder – Mythos Detox

Fehltritte lassen sich sowohl in manchen Religionen als auch in bestimmten Ernährungslehren wieder wettmachen. In der katholischen Kirche gibt es die Beichte, und auch in der Ernährung findet man Erlösung von Sünden. Eine ganze Industrie hat sich darauf spezialisiert, uns von Giften zu befreien, die sich angeblich im Körper ablagern. Die Detox-Produktpalette umfasst Tees, Säfte, Pillen, Shampoos, Peelings und ganze Fastenkuren. Detox ist die Kurzform von Detoxifikation und steht für das, was man früher Entschlacken nannte. Warum solche Reinigungsprozesse notwendig seien, erklärt zum Beispiel die Schweizer Firma Body Detox auf ihrer Internetseite: »Es ist unvermeidlich, dass wir durch Umwelteinflüsse und die Nahrung belastende Substanzen zu uns nehmen. Stress, Bewegungsmangel und die einseitige Ernährung belasten unseren Körper zusätzlich und beeinträchtigen erheblich unseren Gesundheitszustand.«[65] Uns von teilweise selbstverschuldeten Ernährungssünden zu erlösen, ist also ein ausdrückliches Ziel. Die Firma gibt sich einen wissenschaftlichen Anschein, indem sie auf »unzählige Studien« verweist, die angeblich beweisen: Der Körper ist »nur noch beschränkt in der Lage, Schadstoffe auf natürlichem Weg auszuscheiden«, was zu Störungen im Säure-Basen-Haushalt führt und folglich zu chronischen Erkrankungen und Zivilisationskrankheiten.

Als Lösung wird ein »Elektrolyse-Fußbad« präsentiert, das uns helfen soll, unser »volles Gesundheitspotenzial zu entfalten«. Ionisiertes Wasser soll den Körper dazu aktivieren, Schadstoffe in Form von Harnsäure über die Fußsohlen »auszuleiten«, ein Begriff aus der Naturheilkunde. Welche wundersamen Wirkungen möglich sind, zeigt ein Imagefilm der Firma. Eine Frau betritt darin eine Arztpraxis, im Behandlungszimmer stellt sie ihre Füße in eine Wanne mit klarem Wasser. Unter ihren Fußsohlen leuchten am Boden der Wanne rote Lichter auf, die man jedoch kurz darauf nicht mehr sieht, weil die Wasseroberfläche mit einer dickflüssigen braunen Pampe bedeckt ist – ach was, so viele Schadstoffe sind aus der Frau herausgekommen! Die ganz in Weiß gekleidete Arzthelferin befreit die Patientin aus dem Schlamm, reinigt ihre Füße in klarem Wasser, trocknet sie ab und cremt sie ein.

Die Bilder aus dem Film haben enorme Symbolkraft. Die Fußwaschung ist auch ein religiöses Motiv. Im biblischen Kontext steht sie für Gastfreundschaft und Demut, im Islam ist die rituelle Waschung unter anderem der Füße vor dem Gebet vorgeschrieben und stellt auch eine Reinigung von Sünden dar. Viele plagt ein schlechtes Gewissen, weil sie sich anders ernähren, als sie es sich vorgenommen haben. Denn selbst wer sich für irgendeine Lehre zwischen Low Carb und Säure-Basen-Diät entschieden hat, hält sich natürlich nicht immer an die Vorgaben. Wer will schon immerzu moralisch handeln?

Pommes und Schokotorte als »Sünden« zu bezeichnen, ist längst in den Sprachgebrauch eingegangen und prägt unser Gefühl für kulinarisches Recht und Unrecht. Gerade zu Feiertagen wie Weihnachten vergessen wir gerne unsere Ernährungsprinzipien und lassen es krachen, mit ganzen Gänsen, bestem Wein und Plätzchen, Stollen und noch mehr Plätzchen. Hinterher kommt die Reue: so viel Sünde. Da scheint die Vorstellung plausibel, dass all diese Fehltritte sich nicht einfach auflösen, sondern im Körper ablagern, als dicke braune Schlacke. Unter der Last des schlechten Gewissens suchen wir nach demjenigen, der uns von unseren Sünden befreit, uns innerlich reinigt und heilt, nach dem Erlöser schlechthin. Und so landen wir auf Internetseiten, die uns versprechen, wir könnten mit einem Detox-Programm die Gesundheit auf Reset stellen und Vergebung finden. Wir geißeln uns mit Grünkohl-Smoothies aus Gwyneth Paltrows Kochbuch, garantiert frei von Genuss. Oder wir leisten Ablasszahlungen, indem wir ab sofort nur noch das dreimal so teure glutenfreie Brot kaufen.

In der reumütigen After-Christmas-Stimmung schalten wir beim Fernsehen vielleicht auch nicht weiter, wenn ein Werbespot von MinusL läuft, der Marke für laktosefreie Produkte. Die verschiedenen Filme zeigen eine Frau, die weiß gekleidet ist, weißblonde Haare und reinweiße Haut hat und in einer Wohnung lebt, in der ebenfalls vom Teppich bis zu den Regalen und den Vasen darin alles weiß ist. Ein laues Lüftchen lässt die – natürlich weißen – Vorhänge flattern. In ihrem Kühlschrank bewahrt sie ausschließlich laktosefreien Joghurt und Äpfel auf. Aus dem Off spricht sie von Freiheit, und am Ende hat sie ein niedliches Milchbärtchen über der Oberlippe, wie es nur die ganz unschuldigen Mädchen tragen. Dieser Frau sieht man an, dass sich in ihr sicherlich keine braune Schlacke angesammelt hat. Denn sie ernährt sich pur, frei von Laktose, frei von Sünde. Der Nahrungsmittelindustrie ist es gelungen, Stoffe wie Gluten und Laktose zu dämonisieren, obwohl diese Urbestandteil unserer Nahrungsmittel und für Gesunde völlig unbedenklich sind. Sie hat uns erfolgreich beigebracht, dass es besser ist, für jeden von uns, die »Frei von«-Produkte zu konsumieren, weil die rein sind und uns mit vermeintlichen Schadstoffen gar nicht erst belasten. Oder, mehr noch: Indem wir sie aufnehmen, wird das Pure eins mit uns, sie reinigen uns von innen heraus.

Aus medizinischer Sicht ist die Vorstellung nicht zu halten, dass sich Schlacken im Körper anreichern und sich durch Reinigungsrituale abtragen lassen. Die traditionellen Fastenkuren aus der Naturheilkunde oder dem Ayurveda sind medizinisch umstritten, neue Produkte wie Shampoos oder Fußpflaster schlicht sinnlos. Dass der Körper durch Luft und Nahrung auch unerwünschte Stoffe aufnimmt, ist zwar richtig. Aber: »Der Körper scheidet diese von alleine wieder aus – Fastenkuren und Detox-Mittel braucht er dafür nicht«, sagt Hans Hauner, Professor für Ernährungsmedizin an der TU München. Ausnahmen sind Schwermetalle, die in Leber und Niere hängen bleiben, und manche Stoffe wie Pestizide, die sich im Fettgewebe ablagern und nur langsam abbauen. »Das stellt heutzutage aber kein gesundheitliches Problem dar, weil wir sauberes Trinkwasser haben und die Belastung mit Pestiziden in den vergangenen Jahrzehnten auf ein Minimum zurückgegangen ist.« Für die Annahme, dass diese sehr geringen Mengen an Schadstoffen, die im Körper zurückbleiben, sich mit Schwitzkuren, Detox-Tees oder Abführbehandlungen beseitigen lassen, gibt es keinerlei Nachweis. Wer eine Fastenkur macht, muss oft Einläufe über sich ergehen lassen, weil sich angeblich auch im Darm Schlacken festsetzen. »Diese Vorstellung hat keinerlei wissenschaftliche Grundlage«, sagt Hans Hauner. Den Darm zu reinigen hält er nicht für sinnvoll, weil wir die Mikroflora darin unbedingt brauchen. Dass sich viele nach dem Detoxen wirklich besonders gut fühlen, liegt seiner Meinung nach nicht an der medizinischen Behandlung. »Was an Fastenkuren etwas bringt, das ist das ganze Brimborium, das drum herum veranstaltet wird. Man lässt sich verwöhnen und vergisst die Alltagssorgen. Das allein wirkt.«

Neben den Anbietern, die womöglich wirklich daran glauben, mit ihren Entschlackungskuren Menschen zu helfen, haben auch Betrüger die Sehnsüchte der Ernährungssünder erkannt – und bedienen diese geschäftstüchtig. Die britische Wissenschaftlerorganisation *Voice of Young Science* prüfte Produkte mit Detox-Label, darunter Fußpflaster. Klebt man sich diese unter die Fußsohlen, färben sie sich nach ein paar Stunden braun. Die Erklärung dafür kommt einem nach der Geschichte vom reinigenden Fußbad bekannt vor: Über die Fußsohlen würden »Toxine« abgegeben. Doch wie die Wissenschaftler herausfanden, kommen die dunklen Stoffe aus dem Pflaster selbst: Der Fußschweiß reagiert mit einem Pulver auf der Pflasteroberfläche, das dann eine bräunliche Färbung annimmt. »Detox ist ein Mythos«, resümierte die britische Forschergruppe. Alle getesteten Produkte hatten sich als wirkungslos erwiesen.

Und trotzdem sind wir in hohem Maß anfällig für alles, was uns Reinigung von Ernährungssünden verspricht. Den Wechsel zwischen rauschendem Genuss und Buße, der Teil unserer christlich geprägten Esskultur ist, haben wir tief verinnerlicht. Schließlich ist im Kalender sogar festgelegt, dass an Karneval geschlemmt werden darf und in der darauffolgenden Fastenzeit Enthaltsamkeit geübt werden soll. Das Prinzip, beim Essen erst zu sündigen und sich dann wieder zu befreien, behalten wir also gerne bei, auch wenn wir nicht allzu aktiv gläubig sind. So hat die Industrie leichtes Spiel, wenn sie uns Produkte der Reue und Reinigung verkaufen will. Und erlöse uns vom Gluten.

7

Die neue Innerlichkeit

Jeder Bauch zwickt mal. Doch heute sind wir kaum mehr bereit, Abweichungen vom Idealzustand einfach hinzunehmen. Im Zeitalter der Selbstoptimierung beanspruchen wir ein Recht auf absolutes Wohlbefinden, auch körperlich. So pflegen wir unsere Befindlichkeiten und besinnen uns auf uns selbst. Die Nahrung wird zum Störfaktor, der die bedrohliche Außenwelt in unser wohlbehütetes Innerstes eindringen lässt – wenn wir nicht genau achtgeben und das Essen sorgfältig auswählen.

Mit sorgenvoller Miene steht die Frau aus der Werbung vor ihrem Kleiderschrank, legt sich die Hand auf den Bauch und seufzt. »Kennen Sie das nicht auch? Manchmal will irgendwie nichts so richtig passen, weil die Verdauung nicht so mitspielt«, sagt sie und sucht weiter nach passender Kleidung. Ihr Problem: Sie hat einen Blähbauch. Als Lösung präsentiert Danone den Joghurt Activia, der diesen angeblich einebnet. In der nächsten Einstellung trägt die Frau den Rock, der eben noch spannte. Und weil er jetzt wieder passt, hat sich ihr zerknirschter Gesichtsausdruck zu einem Lächeln aufgehellt.

Der Werbespot passt gut in eine Zeit, in der die Menschen Teesorten namens »Alles wieder gut« trinken, mit der Töpfer-App in aller Sinnlichkeit virtuelle Vasen formen und dazu die einfühlsamen Songs vom Sampler »Zeit für mich« auf die Seele einwirken lassen. Für die weniger Befindlichkeitsfixierten unter uns ist das nicht immer leicht zu ertragen. Eine befreundete Kollegin beschwerte sich in einem Artikel einmal darüber, dass Bekannte ständig Treffen absagen mit der Begründung, sie müssten dringend entspannen: »Die Freunde wollen alleine sein, für Quality-Time mit sich. Wenn solche Sätze in den Telefonhörer geseufzt werden, höre ich es schon plätschern: in dampfenden Wannen mit Badezusatz ›Geborgenheit‹. Malvenfarbene Schwimmkerzen gondeln darin unter Teakholz-Badewannenbrücken, von denen Yogis auf Teebeuteln den innerlich Lächelnden entgegenrelaxen.«[66]

Doch bei Wellness bleibt es nicht, als neuen Trend propagieren Marktforscher seit einer Weile die Selfness. Das »Zukunftsinstitut« beobachtet neue Nöte und Bedürfnisse »nach mehr Kompetenz, das eigene Leben in den Griff zu bekommen, nach ›Wellbeing‹ im erweiterten Sinn«. Nachdem wir immer noch mehr Energie in das Projekt Selbstfindung stecken, müssen wir uns nach Vorhersage der Zukunftsforscher nicht wundern, wenn eine »Wellness-2-Welle« über uns schwappt, auf der ganze Märkte mitschwimmen können. Im Tourismus etwa werden Reiseangebote gefragt sein, die »persönliche Transformation« organisieren (Selfness Travelling).[67] Mit den Teebeuteln und den Schwimmkerzen – das war erst der Anfang.

Die Coachingindustrie steht schon bereit. Dem zu findenden Ich wird eine Fülle an Kursen zu Persönlichkeitsentwicklung, Selbstliebe-Vergrößerung und Mind Management angeboten, die kaum mehr zu überschauen ist. In Zeitlupenseminaren spricht man drei Tage lang nur ein Wort pro Atemzug und stellt sich so seiner inneren Getriebenheit. In der Schlafschule lernt man den Umgang mit dem eigenen biologischen Rhythmus, um danach in der aufgeweckten Version des Selbst mehr Leistung zu bringen. Und der Kurs zur »aktiven Evolution« hilft dabei, das Leben und unsere Entwicklung nicht dem Zufall zu überlassen, sondern bewusst an unserer Lebensqualität zu arbeiten.

Wer sich gestresst fühlt, muss schleunigst relaxen. Wer morgens nicht wie ein junges Reh aus dem Bett springt, sollte seine Schlafkompetenz stärken. Und wer das Leben einfach so geschehen lässt, wird sich nie richtig entfalten. Was nicht perfekt ist, lässt sich perfekt machen, so lautet der Anspruch. Insofern bestärkt die Blähbauch-Botschaft aus dem Werbefilm uns in der Überzeugung, als Normalzustand könne nur die Abwesenheit jeglicher Störfaktoren gelten: Wer noch Luft im Bauch spürt, hat sich und seine Ernährung einfach noch nicht ausreichend optimiert. Wenn irgendetwas zwickt, dann ist es noch nicht richtig, dann ist die Ich-Pflege noch nicht abgeschlossen. Denn wäre man fertig, müsste man schließlich mit Glück und vollkommenem körperlichem Wohlgefühl belohnt werden. Dabei zwickt und gluckst auch ein gesunder Körper ab und zu mal. In Wirklichkeit ist *das* ganz normal.

Suche nach dem optimalen Ich

Der Ursprung unseres Drangs nach Selbsterforschung und Selbst-optimierung liege in der Aufklärung, analysiert *Die Zeit*: Seit 250 Jahren sei die Knochenarbeit am einzigartigen Ich »das Großpro-jekt des modernen Menschen«.[68] Damals setzte sich die Idee eines Individuums durch, das ein Recht auf ein authentisches, selbstbe-stimmtes Leben hat. Damit sollte der Mensch nicht länger durch Zwänge wie den gesellschaftlichen Stand, in den er hineingebo-ren wurde, determiniert sein. Der Einzelne sollte frei sein und sich selbst verwirklichen dürfen. Heute ist dieses hart erkämpfte Recht zur Pflicht geworden. Und zwar zu einer, die schwer zu er-füllen ist: Wie findet man sein wahres Ich? Wie soll man sich aus all den Rollen befreien, die man im Alltag automatisch spielt, um dann stets authentisch zu handeln? Woher soll man wissen, ob man wirklich das Leben lebt, in dem man sich optimal entfalten kann? Es könnte ja immer noch eine bessere, authentischere Ver-sion der eigenen Existenz geben. Wer sie dauerhaft sucht, wird sich schwer mit dem zufriedengeben können, was ist. Und so deuten wir Störungen des Wohlbefindens als Hinweise darauf, dass das Großprojekt Ich noch nicht vollendet ist.

In der Psychologie wird das Normale immer mehr zum For-schungsgegenstand. Während das Fach sich ursprünglich eher mit psychischen Störungen beschäftigte, werden seit einigen Jahrzehnten zusätzlich Motivation, Willenskraft, Widerstands-fähigkeit, Mitgefühl und die besten Wege zum Glück erkundet. All diese Bereiche können und sollen bearbeitet werden. Wie das geht, verrät heute eine Schwemme an Ratgeberliteratur.

Parallel zu dieser Entwicklung verschiebt sich in der Psychiatrie die Grenze zwischen gewöhnlicher Befindlichkeit und psychischer Störung. 2013 erschien in den USA der neue Diagnosekatalog DSM-5 für psychische Erkrankungen. An dem Handbuch orientieren sich Ärzte, Krankenkassen und Pharmafirmen. Kritiker befürchten, dass die Änderungen darin natürliches Verhalten als behandlungsbedürftig darstellen und dass mehr Menschen Psychopharmaka verschrieben bekommen, obwohl sie diese gar nicht brauchten. In der Kritik steht etwa die neu aufgenommene Diagnose »Disruptive Mood Dysregulation Disorder (DMDD)«. Demnach gelten jetzt Kinder und Jugendliche als behandlungsbedürftig, wenn sie regelmäßig heftige Wutausbrüche haben. So werde »der nächsten Diagnose-Epidemie« der Weg gebahnt, befürchtet Rainer Richter, Präsident der Bundespsychotherapeutenkammer. Grundsätzlich sei die Forschung zu häufigen und starken Wutausbrüchen viel zu dürftig, um damit eine neue diagnostische Kategorie zu begründen. »Dabei ist das Risiko sehr groß, heftige emotionale Reaktionen von Kindern und Jugendlichen in Reifungskrisen als krank abzustempeln. Insbesondere drohen andere Gründe für wiederholte Temperamentsausbrüche wie ungelöste Konflikte mit Eltern, Lehrern oder Gleichaltrigen aus dem Blick zu geraten.«[69]

»Wann wird seelisches Leiden zur Krankheit?«, fragt die Deutsche Gesellschaft für Psychiatrie und Psychotherapie, Psychosomatik und Nervenheilkunde (DGPPN) in einer Stellungnahme. Und plädiert dafür, »die Zahl der Diagnosen nicht durch neue, leichtere Störungen – für die es zumal gar keine Therapien gibt – zu erhöhen«. Konkret kritisiert die Gesellschaft zum Beispiel, dass ältere Menschen nun als krank eingestuft werden, wenn sie schusselig und vergesslich werden: Die »Minore Neurokognitive Störung« wurde neu in das Handbuch aufgenommen. Diesen Schritt hält die DGPPN für »sachlich nicht zu rechtfertigen«. Die neue Krankheit beruhe »auf keiner über den natürlichen Alterungsprozess hinausgehenden Störung einer Hirnfunktion«. Das Fazit der Gesellschaft: »Als Ergebnis ist jeweils eine ›künstliche‹ Steigerung der Erkrankungshäufigkeiten aufgrund veränderter, aufgeweichter Definitionskriterien zu befürchten.«[70]

Teile der Psychologie bemühen sich also darum, Zustände aus dem Normalbereich zu erforschen und zu optimieren. Zeitgleich bewerten Teile der Psychiatrie vieles, was früher als natürliches Verhalten galt, inzwischen als pathologisch. Diese Entwicklungen mögen dazu beigetragen haben, dass wir auch körperliche Abweichungen vom Idealzustand verändern wollen. »Wir sind heute so sehr auf Fitness und Wellness fixiert, dass wir erwarten, der Körper müsse immer funktionieren und völlig frei von Beschwerden sein«, sagt der Psychologieprofessor Winfried Rief von der Universität Marburg. »Wissenschaftlich kann man es zwar nicht nachweisen, aber ich beobachte schon eine Veränderung: Heute sind wir weniger bereit als noch vor einigen Jahren, körperliche Beschwerden einfach hinzunehmen.« Diesen Eindruck teilen einige Ärzte, die schon lange praktizieren. »In meiner Sprechstunde sehe ich Patienten, die höchst aufgebracht und besorgt von Beschwerden wie Bauchschmerzen oder Übelkeit berichten«, erzählt Hans Hauner, Professor für Ernährungsmedizin an der TU München. »Früher hätte da keiner was drauf gegeben. Da hätte man gesagt: Ja gut, hast du dir halt den

Magen verdorben. Wart mal eine Woche ab, und wenn es dann nicht weg ist, kannst du ja immer noch zum Arzt gehen.« Gewöhnlich beruhigt Hans Hauner die Patienten dann, stellt ihnen Fragen und schickt sie, wenn er keinen Verdacht auf eine ernste Diagnose hat, erst einmal wieder nach Hause. »Den Patienten ist das aber gar nicht recht. Sie sind dann oft enttäuscht, dass ich keine weiteren Untersuchungen oder irgendeine Therapie verordne.«

Dass wir heute so behutsam mit uns umgehen und genau in uns hineinlauschen, kann auch Nachteile mit sich bringen. »Die Aufmerksamkeit auf den eigenen Körper zu richten, führt leicht dazu, dass einem Beschwerden überhaupt auffallen«, sagt Winfried Rief, der sich mit Hypochondrie und Somatisierungsstörungen beschäftigt. »Das ist ja eine triviale Feststellung: Wer abgelenkt ist, bemerkt Schmerzen oft gar nicht. Ich mache zum Beispiel im Sommer gerne Bergtouren. Wenn ich mir da eine Schramme hole, merke ich es erst abends auf der Hütte, weil ich tagsüber so viel erlebe und mich gut fühle.« Umgekehrt erscheinen Beschwerden viel ernster, wenn man schlecht drauf oder wenig abgelenkt ist. Diesen Mechanismus gibt es bei jedem. Erst wenn er besonders intensiv wird, kann eine Somatisierungsstörung vorliegen. Die Betroffenen sind grundlegend verunsichert und beobachten verstärkt ihren Körper. Mit ihren wahrgenommenen Beschwerden ziehen sie meist von Arzt zu Arzt, um eine Erklärung dafür zu finden. Von Hypochondrie sprechen Mediziner und Psychologen nur, wenn Patienten eine abnorme Angst vor Krankheiten haben, die auch dann nicht schwächer wird, wenn ihnen diverse Ärzte versichern, sie seien gesund. Laut

Definition muss dieser Zustand mindestens sechs Monate lang anhalten.

Der Zusammenhang zwischen Selbstbeobachtung und realen Beschwerden, der nicht nur für Somatisierer und Hypochonder gilt, sondern für jeden, kann auch helfen, das Phänomen der gefühlten Nahrungsmittelunverträglichkeiten zu erklären. Um den Blähbauch, der uns noch vor ein paar Jahren womöglich gar nicht in Sorge versetzt hätte, zu beseitigen, begeben wir uns heute auf die Suche nach der Diagnose. Von hier aus ist der Weg zu Nahrungsmittelintoleranzen nicht weit. Wer eine passende Unverträglichkeit gefunden hat, übt fortan Verzicht. Und je mehr er sich dieser Pflege des Inneren hingibt, desto mehr wird er auch erwarten, dass der Körper sich mit absoluter Beschwerdefreiheit und vollkommenem Wohlgefühl dankbar zeigt.

Krank vor Sorge

Je gesünder wir objektiv sind, desto kränker fühlen wir uns. Winfried Rief befragte Deutsche in einer Studie dazu, ob sie Zusammenhänge zwischen unserem modernen Lebensstil und ihrer Gesundheit sehen. Gerade einmal sechs Prozent der Befragten sagten, sie machten sich keine Sorgen. Die meisten hatten starke Befürchtungen, das moderne Leben beeinträchtige ihre persönliche Gesundheit. Besonders bedroht fühlten sie sich von der Zerstörung der Ozonschicht, Gen-Food, Pestiziden, Hormonen und Antibiotika in Lebensmitteln. Diejenigen mit den heftigsten »modernen Gesundheitssorgen«, wie Winfried Rief es nennt, litten auch oft an Depressionen und klagten über körperliche Beschwerden. Der Zusammenhang zwischen Ursache und Wirkung ist nicht ganz klar, aber Rief vermutet: »Die teilweise übertriebenen Sorgen können Depressionen und echte körperliche Beschwerden hervorrufen.« Umgekehrt können wahrgenommene Symptome wahrscheinlich dazu führen, dass man sich noch mehr Sorgen macht – und Erklärungen zum Beispiel in Umweltgiften sucht.

Bei psychischen Störungen kann eine intensive Selbstbeobachtung Symptome verstärken. Viele Patienten, die einmal Angstzustände erlebt haben, achten von da an besonders genau auf Anzeichen, die einen weiteren Vorfall ankündigen könnten. Schon ein wenig Herzklopfen oder einen schnelleren Atem deuten manche als Alarmsignal, was ihnen dann nur noch mehr Angst macht. Wer zu Depressionen neigt, kann durch den Blick nach innen immer stärker in negative Gedankenspiralen geraten, die die düstere Stimmung weiter verdunkeln. Ein ähnlicher sich selbst verstärkender Kreislauf, wenn auch in viel schwächerer Form, könnte in Gang kommen, wenn jemand, dessen Bauch öfter mal ziept oder grummelt, sich intensiv selbst beobachtet. Dann bemerkt er vielleicht nach dem Becher Milchkaffee ein leichtes Unwohlsein und stellt einen Zusammenhang her, den es gar nicht gibt. Achtet er daraufhin noch mehr auf sich, wird er womöglich auch nach dem nächsten Joghurt oder Käsebrot ein Level unterhalb des Idealzustands feststellen. Und die Beobachtung als Beweis deuten. Der Rückzug ins Innere könnte auf diese Weise zu falschen Schlüssen führen.

Eingebildete Kranke sind die Betroffenen deshalb nicht. Das Unwohlsein, das am Ende der Introspektion steht, ist real. All jenen, deren Ängste sich zu einer gefühlten Laktoseintoleranz oder Glutensensitivität aufschaukeln, hilft man auch nicht weiter, wenn man ihnen rät, sie sollten sich doch einfach mal zusammenreißen und sich nicht so anstellen. Es geht nicht darum, sich selbst zu ignorieren und Befindlichkeiten ganz zu verdrängen. Aber es gibt sehr wohl unterschiedliche Arten, sich selbst zu beobachten. »Manche Menschen nehmen von vornherein an, dass bei ihnen gesundheitlich etwas falsch ist, und gehen zugleich mit großem Misstrauen durch das Leben. Sie befürchten zum Beispiel, die Medien verharmlosten Probleme, die in Wirklichkeit bedrohlich sind. Ihnen wird es mit hoher Wahrscheinlichkeit wirklich schlechter gehen«, sagt Winfried Rief. »Achtet jemand aber in einer akzeptierenden Weise auf sich wie bei der Meditation, kann das zur Gesundheit beitragen. Wenn ihm auffällt, dass sein Herz schnell schlägt, wird er das eher nicht als Vorboten des Unheils deuten, sondern als Zeichen, dass Leben in ihm ist.« Verwestlichte Meditationsformen wie Achtsamkeitstraining schulen einen darin, Körper und Geist zu beobachten und das, was einem dabei auffällt, erst einmal ohne eine Wertung hinzunehmen. Einige wissenschaftliche Untersuchungen weisen darauf hin, dass eine solche Haltung Stress und Ängste reduzieren kann.

Doch das Gefühl der Bedrohung ist weit verbreitet, was nicht nur die Untersuchung zu unseren Gesundheitssorgen zeigt. Die Welt da draußen sei schrecklich schnell und komplex geworden, lese ich immer wieder. Ja, eine Mail kommt schneller an als ein Brief. Ja, ein Auto fährt schneller als eine Kutsche. Und ja, Filme werden heute schneller geschnitten als früher. Aber ist das wirklich so schlimm? Ein schnell geschnittener Film könnte doch auch ganz erfrischend sein für den, der im Zeitlupenseminar bis zur totalen Erschlaffung entschleunigt hat. Viele sehen das offenbar anders und ziehen sich zurück in ihr Innenleben. Sie besinnen sich auf kleine, überschaubare Welten, in denen es noch geruhsam zugeht.

Kuhbilder und Kirschkernkissen

Eines der seltsamsten Phänomene der vergangenen Jahre ist der unfassbare Erfolg der Zeitschrift *Landlust*. Das Magazin erscheint alle zwei Monate, und jedes Mal kaufen es mehr als eine Million Menschen. In der Ausgabe von September und Oktober 2014 erfahren die Leser, wie sie aus welkem Herbstlaub hübsche Deko zaubern, wie sie aus Nussschalen und Draht niedliche Löffelchen basteln und aus Topflappen und Flicken »kunterbunte« Decken nähen. Bei Erkältung hilft warmes Bier mit Honig. Und auch Leinsamen scheint ein wahres Lebenselixier zu sein: Als »schützender Schleim« lindert er Sodbrennen, gegen Entzündungen kocht man ihn zu Schrotbrei und legt ihn als heilende Kompresse auf die Haut, pur genießen sollte man ihn gegen Verdauungsprobleme. Wer sich innerlich mit schützendem Schleim eingecremt hat, kann sich nun der Gestaltung einer ebenso wattigen äußeren Schutzschicht widmen. Im Porträt lernen die Leser einen Mann kennen, der auf Blättern von Bäumen bläst und so »seine Lieblingsmelodien erklingen« lässt, von Operetten bis zu Volksliedern. Im Anzeigenteil inseriert eine Tiermalerin, die sich insbesondere auf Porträts von Kühen spezialisiert hat. Diese Tiere symbolisieren für sie »alte Werte: Verbundenheit, heile Welt, Idylle auf dem Land, Kraft, Ruhe, Stille, Sanftmut, Mütterlichkeit«. Dies nur als Beispiel dafür, wie grotesk die Rückzugsräume aussehen können, die wir uns zum Schutz vor der Welt da draußen schaffen.

Mütterlichkeit wünschen wir uns offenbar nicht nur von Kuhbildern, sondern auch von allen möglichen Bekannten und Unbekannten. In Onlineforen ist es inzwischen üblich, sich schon mit den kleinsten Wehwehchen an die große Runde zu wenden. »Hallo ich habe seit gestern Bauchschmerzen ... Habe was Schlechtes getrunken«, schreibt eine Nutzerin auf *gutefrage.net*. »Denkt ihr das Bauchweh geht von alleine weg oder soll ich es mal mit einem warmen Kirschkernkissen versuchen?« Ganze sieben Menschen fühlen sich tatsächlich angesprochen, hier Hilfe zu leisten. Der Tenor geht eindeutig in Richtung: Ja zum Kirschkernkissen. Alternativ werden Wärmflaschen befürwortet. Eine Helferin hat sogar noch einen Extratipp: »Leg dich in Embryostellung.« Ein solches Maß an Infantilisierung ist nicht einmal bei Embryos nötig, sie bringen sich automatisch in Embryostellung.

Über das, was in ihrem Innersten vor sich geht, tauschen sich viele offenbar gerne mit anderen aus. Während sie sich von der Außenwelt zurückziehen, tragen sie umgekehrt ihre Innerlichkeit doch gerne nach außen. So hat sich neuerdings nicht nur ein Hang zum Kindlichen verbreitet, sondern auch

Schamgrenzen haben sich auf irritierende Weise verschoben. Offenbar gibt es gerade das Bedürfnis, sich – wie mit Kindern – auch im fortgeschrittenen Alter über die menschlichen Grundfunktionen auszutauschen. Da kann es sogar passieren, dass man bei einem gemeinsamen Abendessen vorschlagen muss, das Gesprächsthema Darm lieber auf den Kaffee zu verlagern. Die Firma Sonnentor hat allen Ernstes einen ihrer Tees »Pipifein« genannt. Der Produktbeschreibung nach richtet sich die Kräutermischung nicht an Kinder, sondern an Erwachsene, bei denen es gerade »nicht so richtig läuft«. Der Tee beinhaltet den »idealen Zutaten-Mix aus Birkenblättern und Brennnessel, zum Loslassen, sowie Cranberrys und Preiselbeeren zum Wohlfühlen und Genießen«.

Dazu passt auch, dass 2014 das Buch *Darm mit Charme* monatelang auf der Bestsellerliste stand. Darin erklärt eine junge Wissenschaftlerin »alles über ein unterschätztes Organ«. Auch wie man sich aus anatomischer Sicht günstig auf die Toilette setzt – Dinge, die man bisher doch eigentlich ganz gut alleine bewältigt hat. Doch offenbar haben wir gerade eine große Freude daran, unselbstständig zu sein. Die Autorin Giulia Enders erzählt kumpelhaft Geschichten über die »Schließmuskelkollegen«, die guten und die bösen Bakterien. Ihre Schwester hat dazu gezeichnet, wie Männchen mit Sonnenbrille oder Schnauzbart den Darm putzen. Bei ihren Auftritten bei Science Slams und in Talkshows gelang es Giulia Enders tatsächlich, sehr charmant und erstaunlich offenherzig über unser Innenleben zu plaudern. Und so wunderte sich außer mir kaum jemand darüber, dass dieses nette Mädchen öffentlich ständig über das Furzen sprach. Im

Gegenteil, man seufzte erleichtert auf und applaudierte, dass endlich jemand mit dem Tabu Darm gebrochen hatte.

Je mehr wir uns von der Außenwelt überfordert oder sogar bedroht fühlen, desto mehr bemühen wir uns, Rückzugsräume zu schützen, vor allem den eigenen Körper. Das Essen bekommt hierbei eine entscheidende Rolle: Wenn wir nicht achtgeben, dringt das Unheilvolle, Giftige aus der Außenwelt über die Nahrung in uns ein. Der Verzicht auf Lebensmittel wird zum Filter, der das Verdorbene von außen abwehrt. So kommt nur die genießbare, natürliche, gute Nahrung bei uns an, die sich in unsere heile Welt harmonisch einfügt und uns bis ins Innerste pflegt. Darauf einen Pipifein-Tee.

DAS GESCHÄFT MIT DER ANGST

8

Das große Testen und Therapieren

In Deutschlands Praxen wird emsig getestet. Mit manchmal obsku-
ren Methoden ermitteln dubiose Ärzte und Heilpraktiker Intoleran-
zen oder Allergien und verordnen den Patienten teils strenge Diäten.
Speichelfluss, energetische Felder und irreführende Blutwerte müssen
für Diagnosen herhalten, solange die Tests nur genug Geld einbrin-
gen. Seriöse Ärzte und Ernährungsberater haben Mühe, den Pati-
enten ihren überflüssigen Verzicht wieder auszureden und ihnen die
künstlich erzeugte Angst vor dem Essen zu nehmen.

Das Schöne ist, dass ich auch am Ende dieses Kapitels noch Kartoffeln und Reis werde essen können, und sogar noch ein paar
Lebensmittel mehr. Ich wollte herausfinden, wie schnell ich
selbst zur Patientin gemacht werde, die an Unverträglichkeiten
leidet. Um es vorwegzunehmen: Es ging ziemlich schnell. Und
das, obwohl ich bei Untersuchungen und in Tests immer nur
ganz unspezifische Befindlichkeiten wie gelegentliche Bauchschmerzen und Müdigkeit angegeben habe, die zum normalen
Erwachsenenleben dazugehören. Von einer Heilpraktikerin habe
ich mir in die Augen sehen lassen, mit einem Experimentierkas-
ten für zu Hause habe ich mich selbst auf Allergien getestet, und

unter der Aufsicht einer Ärztin habe ich zwei Stunden lang in einen Becher gespuckt. Diagnosen gab es reichlich, es scheint eine tiefe Feindschaft zwischen meinem Körper und den meisten Lebensmitteln zu bestehen.

Im Internet suche ich eine beliebige Heilpraktikerin heraus und vereinbare einen Termin. Während ich im Wartezimmer sitze, fordern mich etliche Flyer alternativmedizinischer Pharmafirmen auf, mithilfe von Fastenkuren im Gleichgewicht zu bleiben, gegen Sodbrennen Heilerde zu schlucken, pflanzliche Mittel gegen Trübsinnigkeit und Flugangst zu nehmen und Nahrungsergänzungsmittel für ein schnelleres Gehirn und bessere Fruchtbarkeit. Als ich dran bin, sage ich der Dame im weißen Kittel, ich hätte Bauchschmerzen – nicht permanent, sondern bloß ab und zu. Ansonsten keine Beschwerden. Sie stellt mir Fragen, die sie von einem Formular abliest. Ob ich schon einmal operiert worden sei, ob ich gut schliefe, ob ich es lieber kalt oder warm möge. Sie sieht sich meine Zunge, meine Handflächen und meine Augen an. Als sie fragt, ob ich den Verdacht habe, dass Lebensmittel meine Beschwerden auslösen, verneine ich. An eine Unverträglichkeit glaube sie eher nicht, sagt die Dame daraufhin. Laut denkt sie über mögliche Diagnosen und Therapien nach. Nachdem sie eine Weile über ihre Ideen gesprochen hat, fällt ihr plötzlich ein, ich leide wohl doch an einer Histaminintoleranz, da spreche schon einiges dafür. Was genau, frage ich. Nun ja, die Bauchschmerzen seien schon ein deutlicher Hinweis darauf, und eine Unverträglichkeit von Laktose oder Fruktose könne es eher nicht sein, da ich dann gleich nach dem Essen Probleme spüren müsste. Die Heilpraktikerin schlägt vor, ich solle mir im Internet ansehen, welche Lebensmittel viel Histamin enthalten. »Das weiß man ja sonst gar nicht, wo das überall drin ist.« Ob ich dann auf diese Lebensmittel verzichten solle, frage ich. Nein, noch nicht, sie wolle erst einen Test machen. Dass umstritten ist, ob Histaminintoleranz überhaupt ein Krankheitsbild ist, erwähnt die Heilpraktikerin nicht, und natürlich auch nicht, dass es aus wissenschaftlicher Sicht gar keine zuverlässigen Diagnosemethoden gibt. An dieser Stelle mag ich nicht weiter mitspielen und steige aus, den Test erspare ich mir.

Trotzdem will ich wissen, wie es jetzt für mich als Patientin mit Verdacht auf Histaminintoleranz weitergehen würde. Im Internet suche ich heraus, welche Lebensmittel ich dann nicht mehr essen dürfte. Ich stoße auf die Seite der Schweizerischen Interessengemeinschaft Histaminintoleranz, ein von Betroffenen betriebenes Portal. Ihr Logo ist ein Teller mit Messer und Gabel, nur dass ein durchgestrichener roter Kreis den Teller ersetzt. Wie gut das Bild passt, stelle ich fest, als ich die Liste der verbotenen Lebensmittel finde. Sie ist lang. Wirklich sehr, sehr lang. Histamin bildet sich auch, wenn Lebensmittel reifen, was gemein ist, weil viel Wohlschmeckendes wegfällt, das lange am Baum oder in Fässern gereift ist, im Ofen geräuchert wurde oder gut abgehangen ist. Hier die verbotenen Nahrungsmittel, und zwar nur die absolut streng verbotenen: Eiweiß, reifer Käse, Schimmelkäse, Schmelzkäse, Rohmilchkäse, Hackfleisch, Innereien, geräuchertes Fleisch, roher Schinken, Salami, Trockenfleisch, Wurst, nicht ganz frischer Fisch, Meeresfrüchte, Buchweizen, Erdnüsse, Walnüsse, Sonnenblumenkerne, Kakao, Schokolade, Orangen, Limetten, Mandarinen, Zitronen, Kiwi,

Papaya, Ananas, Bananen, Erdbeeren, Himbeeren, Auberginen, Pilze, Avocado, Bohnen, Spinat, Chili, Oliven, Rucola, Tomaten, Hülsenfrüchte, Sauerkraut, Soja, Tofu, Essig, Sojasauce, Brühe, Pfeffer, Paprikapulver, Currypulver, Senf, alkoholische Getränke, schwarzer Tee, diverse Zusatzstoffe.[1]

Beim Weitergoogeln lande ich auf der Seite eines Unternehmens, das Tabletten namens Daosin herstellt. Patienten sollen diese nehmen, um Histamin leichter abbauen zu können. Der Hersteller verspricht also, dass man dank seines Produkts doch wieder von der verbotenen Liste essen darf. Mit einem Onlineschnelltest soll ich dort herausfinden, ob ich an Histaminintoleranz leide.[2] Aus einer großen Auswahl möglicher Symptome von Niesreiz bis zu Neurodermitis klicke ich nur Schmerzen und Rumoren im Bauch an. Auf der nächsten Seite soll ich aus einer langen Liste an Lebensmitteln die heraussuchen, die mir nicht gut bekommen. Ich kreuze Rotwein und Sauerkraut an (beides enthält viel Histamin), mehr nicht. Das Ergebnis bekomme ich per Mail: Mit hoher Wahrscheinlichkeit leide ich an Histaminintoleranz. Wer also gelegentlich Schmerzen und ein Grummeln im Bauch verspürt, nach zu viel Rotwein einen Schädel hat und Sauerkraut verabscheut, ist bereits ein Hochrisikokandidat für Histaminintoleranz.

Das Pharma-Unternehmen gestaltet seine Internetseite wie ein Gesundheitsmagazin mit medizinischen Hintergründen, Rezepten für histaminarme Gerichte und sonstigen »Tipps und Tricks« bei Histaminintoleranz. Da kann man leicht übersehen, dass hier eine Firma Kunden für ihr Produkt rekrutiert, und das Testergebnis für eine unabhängige Einschätzung halten. In der

Mail erfahre ich nicht nur die Diagnose, sondern werde auch gleich mit der Therapie vertraut gemacht: Der Hersteller bietet an, mir eine Probepackung des Mittels gratis zu schicken.

Auch andere Firmen bieten im Internet Tests an, mit denen man sofort sein Risiko für eine Unverträglichkeit selbst bestimmen kann, um anschließend die passenden Produkte zu erwerben. Überflüssig zu erwähnen, dass ich auf der Internetseite des Glutenfrei-Herstellers Schär in einem ähnlichen Test zur Hochrisikokandidatin für Glutensensitivität werde.

Und auch mit den Tests selbst lässt sich Geld verdienen. Etliche Labore vertreiben fragwürdige Angebote zur Allergiediagnostik und arbeiten mit Ärzten und Heilpraktikern zusammen. Wer Beschwerden hat und nach einer Erklärung sucht, wird schnell zum willkommenen Kunden. Die Firma Evomed Diagnostics zum Beispiel verkauft den Bluttest »ImuPro«. Dieser soll Allergien gegen Lebensmittel aufdecken, aber nicht gegen die echten, die innerhalb kurzer Zeit zu Sofortreaktionen wie Hautrötungen, Schwellungen und Atemnot führen, sondern sogenannte verzögerte Nahrungsmittelallergien vom Typ III. Die Symptome treten nach Angaben des Labors erst Stunden oder sogar Tage nach dem Verzehr auf, darunter Blähungen, Gewichtsschwankungen, Konzentrationsschwäche, Müdigkeit nach einer Mahlzeit – eine Liste, in der sich die meisten Menschen wiederfinden werden. Dass die Beschwerden erst Tage später einsetzen, ist ein gutes Verkaufsargument für den Test. So kann niemand sicher sagen, dass er gesund ist, denn vielleicht weiß er ja nur nicht, dass es die Paprika von vorgestern ist, die ihn jetzt gerade so furchtbar müde macht.

»Das ist eine reine Erfindung«

Wie teuer der Test ist, steht nicht auf der Internetseite. Als ich in Praxen von Ärzten anrufe, die den Test verkaufen, erfahre ich, dass die Kosten bei etwa 350 Euro liegen, je nachdem, wie viele Lebensmittel mit in die Auswahl kommen. Da muss man die Kunden langsam ans Produkt heranführen. Gleich auf der Startseite zu ImuPro heißt es deshalb: »Unverträglichkeit! Ich? Jetzt kostenlosen Sofort-Check machen!« Mein Ergebnis lautet diesmal – Überraschung: Ich leide vermutlich an einer verzögerten Nahrungsmittelallergie. Gegen was, das werde ich erst erfahren, wenn ich bei meinem Arzt oder Therapeuten den Test machen lasse. Ich bestelle die Unterlagen, und die Firma schickt gleich eine Liste von Ärzten und Heilpraktikern in meiner Nähe mit, die offenbar kein Problem damit haben, ihre Patienten kostspielig auf verzögerte Nahrungsmittelallergien vom Typ III zu testen.

Um herauszufinden, ob diese Diagnose überhaupt existiert, rufe ich Jörg Kleine-Tebbe an, Arzt und Vorstandsmitglied der Deutschen Gesellschaft für Allergologie und klinische Immunologie. »Es gibt Allergien vom Typ III, allerdings nur gegen Stoffe wie Sporen von Schimmelpilzen oder Bestandteile von Bakterien, die man einatmet«, sagt er. Allergien gegen Nahrungsmittel dagegen gehören fast immer zum Typ I, die Symptome zeigen sich schon Minuten oder wenige Stunden nach dem Essen. »Allergien vom Typ III mit Immunkomplexen gegen Nahrungsmittel gibt es praktisch nicht, das ist eine reine Erfindung.« Auch sei die Diagnosemethode nicht aussagekräftig, kritisiert der Allergologe Kleine-Tebbe. Die Labore spüren im Blut sogenannte

IgG-Antikörper auf, die Abkürzung steht für Immunglobulin G. »Der IgG-Test ist nur in sehr seltenen Fällen sinnvoll, Allergien gegen Nahrungsmittel gehören nicht dazu.« IgG-Antikörper produziere jeder Mensch, wenn er mehrmals mit fremdem Protein, etwa aus einem Lebensmittel, in Kontakt gekommen sei. Solche immunologischen Reaktionen seien völlig normal. »Insofern lassen sich mit dem Test, wenn er empfindlich genug ist, bei jedem Menschen Antikörper im Blut finden, das hat aber gar nichts mit Krankheit zu tun«, sagt Kleine-Tebbe.

Für die Anbieter ist genau das aber verlockend, denn es gibt eigentlich immer einen Befund. Dass man auf mehrere hundert Nahrungsmittel testet und zu keinem die passenden IgG-Antikörper findet, das kommt praktisch nicht vor. Deshalb bieten Ärzte und Heilpraktiker den Test oft den Patienten an, die schon komplett durchgecheckt sind, aber immer noch keine Erklärung für ihre Beschwerden haben. Gewöhnlich bekommen die Patienten, die sich auf den Test einlassen, eine lange Liste von Lebensmitteln, die sie von nun an meiden sollen.

Die Deutsche Gesellschaft für Allergologie und klinische Immunologie schätzt, dass IgG-Tests im Jahr in Deutschland etwa 10 bis 20 Millionen Euro Umsatz einbringen. »Das ist offenbar ein gutes Geschäft«, kommentiert Kleine-Tebbe.

Mich interessiert, wie Ärzte begründen, dass sie den Test anbieten. Zusätzlich zu denen auf der Liste, die das Labor geschickt hat, finde ich im Internet viele, die den Test ganz offen anpreisen. Darunter viele Praxen, die auch Wohlfühlmedizin wie Anti-Aging-Beratung oder Vitalstoff-Analysen anbieten, darüber hinaus – warum auch immer – ein Orthopäde. Eine Alternativmedizinerin erklärt auf meine Anfrage, die Patienten hätten ja manchmal zu wenig Zeit für »effektivere diagnostische Maßnahmen«. Im Praxisalltag könne sie auch nicht die Arbeit aller Fachgremien und die entsprechenden Studien verfolgen, schreibt sie, und bedauert, dass der Test »leider noch unreflektiert« auf ihrer Homepage erwähnt wird.

Andere berufen sich auf Erfolgsgeschichten, die sie mithilfe des Tests geschrieben haben: Einer erzählt von einem Migränepatienten, der 30 Jahre lang 20 Anfälle im Monat hatte und nach Test und Ernährungsumstellung beschwerdefrei ist. »Das reicht mir, um ein Diagnoseverfahren in der Praxis umzusetzen. Wären die Erfolge nicht da, würde ich den Test nicht mehr durchführen.« Ein anderer berichtet von einem Patienten, der nach dem Urlaub in Spanien immer drei bis vier Tage lang Bauchbeschwerden hatte. Internist und Allergologe fanden nichts, dann machte er, der Hausarzt, den IgG-Test. Thunfisch sei das Problem gewesen, auf den verzichte der Mann nun. »Ob nun wissenschaftlich hundertprozentig zu begründen oder nicht, der o.g. Spanienreisende hat jetzt nach Fahrten in die Sonne keine Probleme mehr.«

So weit die anekdotische Beweisführung. Wenn eine Ernährungsumstellung auf Basis der Testergebnisse aber systematisch Leiden lindern kann, müsste sich das auch in Untersuchungen mit vielen Probanden belegen lassen. Doch das ist bisher nicht gelungen. Eine Studie, die dem IgG-Test auf Nahrungsallergien eine Aussagekraft zusprach und von Befürwortern oft als Argument herangezogen wird, führte zu hitzigen Diskussionen. Dem positiven Fazit stand eine Reihe von Kommentaren entgegen, in denen Wissenschaftler die Studie leidenschaftlich zerlegten und

warnten, diese könne das Geschäft mit dem Test erst richtig an-
heizen.[3] Der IgG-Test auf verzögerte Nahrungsmittelallergien
ist – im Gegensatz zum anerkannten IgE-Test zur Diagnose der
Allergien vom Typ I – unter Experten höchst umstritten, diverse
Fachgesellschaften für Allergologie haben bereits öffentlich Stellung dagegen bezogen, unter anderem die Europäische Akade-
mie für Allergologie und klinische Immunologie (EAACI). Die
Antikörper seien »nach aktuellen wissenschaftlichen Erkenntnissen nicht als Indikator für krank machende Vorgänge misszu-
verstehen, sondern Ausdruck der natürlichen (physiologischen)
Immunantwort des Menschen nach wiederholtem Kontakt mit
Nahrungsmittelbestandteilen«, heißt es in einem Positionspapier. »Daher ist der allergenspezifische Nachweis von IgG- oder
IgG4-Antikörpern gegen Nahrungsmittel zur Abklärung und
Diagnostik von Nahrungsmittelunverträglichkeiten ungeeignet
und strikt abzulehnen.« Allergologen beobachten manchmal sogar negative Folgen: Viele ernähren sich oder ihre Kinder im Bemühen, die vermeintlich schädlichen Lebensmittel zu meiden,
zu einseitig und riskieren Mangelerscheinungen. »Die IgG-Antikörpertests sind demzufolge weniger aufgrund potenzieller
technischer Mängel, sondern wegen der irreführenden Inter-
pretation von Testergebnissen abzulehnen, die anschließend als
Begründung für ungerechtfertigte und häufig einschneidende
Diäten verwendet werden. Sie tragen damit zu erhöhtem Leidensdruck, eingeschränkter Lebensqualität, zur Verunsicherung
oder sogar Gefährdung der betroffenen Personen bei«, lautet das
vernichtende Urteil der europäischen Allergologen.[4]

Diese Stellungnahme sei ihm bekannt, schreibt Ted Bachmann,

als ich ihn mit den Vorwürfen konfrontiere. Er ist Geschäftsführer der Firma Micro-Medical, die den IgG-Test vertreibt. Es sei richtig, dass »einige Spezialisten« den Test »noch nicht anerkennen«. Dabei gebe es »eine größere Anzahl an Publikationen und Erfahrungsberichten, die die Sinnhaftigkeit von IgG-Antikörpertests aufzeigen«. Im Anhang schickt er eine schwer überschaubare Menge an Studien, eine Stellungnahme des Herstellers zur Kritik und etliche Einzelberichte zu wundersamen Heilungen dank IgG-Test und anschließendem Verzicht. Ted Bachmann sieht es so: »Die Frage, die sich jeder Betroffene letztendlich stellen muss, ist: ›Bin ich bereit, einen Versuch zu starten, einen IgG-Antikörpertest und evtl. Ernährungsumstellung durchzuführen, um meine langjährigen Symptome zu reduzieren bzw. zu eliminieren, oder will ich weitermachen wie bisher?‹«

Der Allergologe Jörg Kleine-Tebbe hat sich die Unterlagen angesehen, mit denen die Firma ihr Produkt rechtfertigt. Ihn überzeugen sie nicht. Die Argumente aus der Stellungnahme beruhten auf uralten Studien, kritisiert er, zum Teil aus den siebziger und achtziger Jahren – auch ein Verweis auf besagte umstrittene Studie, die immer wieder zitiert wird, ist dabei. Mitunter seien Ergebnisse schlichtweg falsch interpretiert worden, insgesamt halte er die Rechtfertigung für inhaltlich »nicht stichhaltig« und »teilweise irreführend«.

Ich mache den Test. Dazu könnte ich mir einen Arzt oder Heilpraktiker von der Liste heraussuchen, die mir das Labor geschickt hat. Der würde mir Blut abnehmen und es analysieren lassen. Es geht aber auch noch einfacher, man kann einen Test im Internet bestellen. Da heißt er *Food Detective* und kostet nur

79 Euro, ein Schnäppchen. Ich könne ihn bequem zu Hause machen, müsse gar nicht erst zum Arzt gehen und auch nicht wochenlang auf die Ergebnisse warten, schreibt der Hersteller Micro-Medical.[5] Immerhin weist der Anbieter darauf hin, das Verfahren sei »schulmedizinisch nicht anerkannt«. An einem Dienstag bringt der Briefträger das Päckchen. Ich packe Gläschen mit blauer, rosafarbener und durchsichtiger Flüssigkeit aus. Im Bad baue ich mein Chemiebaukasten-Labor auf. Mit einer Nadel pikse ich mir in den Finger, fülle ein paar Blutstropfen in ein Röhrchen, werfe es in die rosa Lösung, schüttele und gieße die Mischung in die Plastikschale, die in der Gebrauchsanleitung »Testplattform« heißt. Das gefällt mir – neues Hobby Chemie. Am Boden der Testplattform sind längs und quer Punkte angeordnet. Jeder ist mit einer Zahl von 1 bis 48 gekennzeichnet und mit dem Proteinextrakt eines Nahrungsmittels beschichtet. Mein verdünntes Blut muss darauf 20 Minuten lang einwirken. Nachdem ich auch mit der durchsichtigen und der blauen Flüssigkeit ausgiebig herumgepanscht habe, bekomme ich mein Ergebnis: Punkt 13 hat sich dunkelblau gefärbt, was eine starke allergische Reaktion anzeigt, Kuhmilcheiweiß. Punkt 2 ist mittelblau, Weizen. Roggen, Hartweizen, Cashewkerne und Ei sehen hellblau aus, was auf leichte Abwehrreaktionen hinweist. In ein beiliegendes Kärtchen kann ich meine Ergebnisse eintragen. Meine Liste. Jetzt bin ich also Allergikerin. Damit soll ich nun zu meinem »Ernährungsberater oder Therapeuten« gehen und mit ihm gemeinsam beraten, wie ich künftig ohne die blauen Lebensmittel klarkomme. Ärzte werden am Gesamtprozess von Diagnose bis zu Therapie erst gar nicht beteiligt.

Ernährungsberater haben oft Mühe, Patienten von den Diagnosen zurückzuholen, die andere ihnen eingeredet haben. »Ich bekomme immer einen Schreck, wenn die Patienten den Ausdruck mit der meist wilden Zusammenstellung von Lebensmitteln herausholen, auf die sie angeblich allergisch reagieren«, sagt Christine Behr-Völtzer, die an der Hochschule für Angewandte Wissenschaften in Hamburg als Professorin für Ökotrophologie auch Ernährungsberatung anbietet. Denn dann ist diplomatisches Feingefühl gefragt. Die meisten Patienten glauben fest an die Ergebnisse des IgG-Tests und wollen sich von der Professorin beraten lassen, wie sie all die Tabus im Alltag einhalten sollen. In jahrelanger Erfahrung hat Christine Behr-Völtzer eine Strategie entwickelt, wie sie in solchen Momenten reagiert. »Ich versuche erst, Vertrauen zu schaffen. Denn wenn ich den Patienten gleich sage, dass der Test nichts taugt, schotten sie sich völlig ab.« Schließlich leiden viele wirklich und sind überzeugt davon, dass sie Allergien haben. Und sie haben oft mehrere hundert Euro für den Test bezahlt. »Ich verschaffe mir mit den Patienten gemeinsam einen Überblick über die Beschwerden und die möglichen Diagnosen dahinter und bespreche mit ihnen, welche Auslassdiäten sinnvoll sind«, sagt Christine Behr-Völtzer. »Manchmal fordere ich sie auch auf, die Lebensmittel wegzulassen, die auf der IgG-basierten Liste stehen – wenn es ernährungsphysiologisch vertretbar ist.« Oft gehe es ihnen langfristig dadurch gar nicht besser. »Wenn sie das selbst gemerkt haben, schlage ich vor, dass sie sich noch einmal von einem seriösen Allergologen untersuchen lassen. Oft lassen sie sich dann darauf ein.«

Ähnlich große Mühe hat die Ernährungstherapeutin Imke

Reese mit Patienten, die nach einem IgG-Test zu ihr kommen. »Wenn jemand so viel dafür tut, dass es ihm besser geht – erst die hohen Kosten, dann die massive Einschränkung in der Ernährung –, dann ist die Erwartung natürlich hoch«, sagt sie. Das führe oft zu einer sich selbst erfüllenden Prophezeiung, den Patienten gehe es kurzfristig tatsächlich besser. »Keiner sagt: Die Diät hat nicht geholfen. Das wäre nach all dem Aufwand vielleicht zu frustrierend.« Stattdessen kommen die Patienten wieder, nachdem sie drei Monate lang an den verbotenen Lebensmitteln vorbei gegessen haben, und sagen: »Das war schon ganz gut, aber die Beschwerden sind immer noch da.«

Diagnosen, die in den Sternen stehen

In den Praxen dieses Landes werden Tag für Tag Patienten auf Nahrungsmittelunverträglichkeiten getestet, oft mit wissenschaftlich umstrittenen oder sogar esoterischen Methoden. Die Vielfalt der Diagnoseverfahren zeugt von erstaunlicher Kreativität. Manche Heilpraktiker messen mit dem »Vegatest« den Hautwiderstand gegen elektromagnetische Impulse, andere stellen die Diagnose mithilfe von »Bioenergetischen Ganzkörperscans«, mit denen sie bestimmen, ob Schwingungsmuster von der Norm abweichen. Selbst manche Astrologen trauen sich zu, auf kosmischem Weg Unverträglichkeiten zu ermitteln und in persönlichen Horoskopen darauf hinzuweisen. Das Bundesministerium für Ernährung und Landwirtschaft warnt vor allem

Eltern kleiner Kinder vor solchen fantasievollen Verfahren: »Ungeeignete Methoden zur Bestimmung einer allergischen und nichtallergischen Nahrungsmittelunverträglichkeit sind u. a.: Bestimmungen von IgG und IgG4, Bioresonanz, Kinesiologie, Elektroakupunktur, zytotoxischer Lebensmitteltest, Lymphozytentransformationstest, Vegatest, Irisdiagnostik, Haaranalysen, Pendeldiagnostik.«[6]

Mit einer jungen Frau aus Schleswig-Holstein, die einen Vegatest machen ließ, habe ich gesprochen. Ich nenne sie hier Lisa. Vor fünf Jahren grummelte und schmerzte Lisas Bauch immer wieder, und ihr wurde ständig übel. Nachdem Ärzte nichts gefunden hatten, ging Lisa zu einem Heilpraktiker, den ein Bekannter empfohlen hatte. Der Vegatest funktioniert über einen Apparat, der an den Physik-Unterricht erinnert: ein Kasten mit Plastikgehäuse und Display, links und rechts treten Kabel aus, an deren Enden sind Griffe befestigt. Der Heilpraktiker gab Lisa für die Messung einen Griff in die linke Hand, mit dem anderen strich er über ihre rechte Handfläche. In dem Apparat sind angeblich Informationen zu Stoffen in Lebensmitteln gespeichert. Der Heilpraktiker maß, wie sich der Hautwiderstand in Reaktion auf diese als Impulse weitergeleiteten Informationen veränderte, und fand heraus: Lisa vertrug etliche Lebensmittel nicht, darunter mehrere Getreidesorten, Nüsse, Sesam, Paprika, Äpfel und Zwiebeln. »Anfangs stand ich der Methode skeptisch gegenüber, habe dann aber die Lebensmittel weggelassen, weil ich ausprobieren wollte, was passiert«, erzählt Lisa. »Und tatsächlich ging es mir viel besser, ich hatte überhaupt keine Beschwerden mehr.« Also kaufte sie drei Jahre lang glutenfreies Brot und hielt sich auch sonst an die Diät. »Manchmal habe ich ausnahmsweise ein Croissant gegessen und entschieden, die Folgen einfach in Kauf zu nehmen.« Pünktlich drei Stunden später tauchten ihre alten Beschwerden auf. Dann erzählt Lisa, was damals noch in ihrem Leben vor sich ging: Sie war in einer unglücklichen Beziehung, und als die vor zwei Jahren zu Ende ging, verschwanden auch ihre Bauchprobleme. Nach dem nächsten Ausnahme-Croissant stellte sie sich auf die üblichen unangenehmen Folgen ein, doch sie kamen nicht. Nie wieder. Offenbar war die wahre Ursache für ihre Beschwerden der Beziehungsstress gewesen, nicht die Unverträglichkeit von diversen Lebensmitteln. Dass die Diät ihr trotzdem half, erklärt sie sich so: »Ich war damals sehr erleichtert, dass ich ein handfestes Ergebnis hatte. Das war für mich eine gute Richtlinie, an die ich mich halten konnte.« Aus der Forschung ist bekannt, dass eine klare Diagnose und eine damit verbundene Lösung den Placeboeffekt anregen können.

Manchmal schaden Therapeuten ihren Patienten sogar. Die Kinesiologie etwa wenden Heilpraktiker auch bei Kindern an. Mit dem sogenannten Muskeltest wird der Körper befragt, »was ihn belastet oder Blockaden hervorruft und mit welcher geeigneten Technik diese aufgelöst werden können«, heißt es auf der Internetseite der Deutschen Gesellschaft für Angewandte Kinesiologie. Die Methode funktioniere »sehr klar und effektiv, da alle von uns gemachten Erfahrungen im Nervensystem und im Zellgedächtnis gespeichert sind«. Für den Muskeltest, mit dem auch der Tennisspieler Novak Djokovic seine Intoleranzen diagnostizieren ließ, muss der Patient meist einen Arm ausstrecken. Der Therapeut drückt den Arm herunter, der Patient soll gegenhalten. Dann gibt der Therapeut dem Patienten zum Beispiel Lebensmittel in die Hand und drückt wieder den Arm herunter. Wenn der Patient jetzt dem Druck leichter nachgibt, bedeutet das im Glauben der Kinesiologen, dass dieses Lebensmittel dem Körper schadet und ihn schwächt. Wenig überraschend, dass diese Art, Nahrungsmittelunverträglichkeiten zu diagnostizieren, wissenschaftlich ganz und gar nicht anerkannt ist.

Auch diese unseriöse Methode führt oft zu langen Verbotslisten. Einmal brachten Eltern ihr Kind zu der Ernährungstherapeutin Imke Reese. Weil es immer so hustete, hatten die Eltern eine Heilpraktikerin um Rat gebeten. Mit Kinesiologie stellte die eine Liste von Lebensmitteln zusammen, die das Kind nicht mehr essen sollte, darunter Milch, Hefe, Weizen, Zucker und Früchte. »Dabei gab es gar keinen Anhaltspunkt für eine Allergie oder irgendeine Verbindung zwischen diesen Lebensmitteln und dem Husten«, sagt Imke Reese. »Aber für das Kind war die Diät eine fürchterliche Zumutung. Für Kinder ist es wirklich eine Qual, solche rigorosen Einschränkungen durchzuhalten.« Der Leidensdruck, der dadurch entstand, sei wahrscheinlich größer gewesen als der, den der Husten verursacht hatte, vermutet sie. Reese ließ die Eltern ein genaues Ernährungstagebuch führen, in dem sie alles notierten, was das Kind gegessen hatte und wie es sich fühlte. So konnte die Ernährungstherapeutin die Ängste allmählich entkräften, weil deutlich wurde, dass die Beschwerden nicht konstant immer nach dem Verzehr desselben Lebensmittels auftraten. »Trotzdem ist es schwierig, den Patienten zu vermitteln, dass die Heilpraktikerin, der sie ja vertrauen, nicht recht hatte. Aus ihrer Sicht steht erst einmal Aussage gegen Aussage.«

Einmal spucken pro Minute

Noch einmal lasse ich mich testen. Im Internet habe ich ein Institut für Nahrungsmittelunverträglichkeiten gefunden. Eine Ärztin hat es in Hamburg gegründet. Ärztin und Institut, das klingt doch vertrauenerweckend. Die Dame setze sich seit mehr als zwanzig Jahren mit der Wirkung von Lebensmitteln auseinander, heißt es auf der Internetseite. Ihre Erkenntnisse aus dieser Zeit habe sie »datenbanktechnisch« verarbeitet. Auf dieser Grundlage entwickelte die Ärztin einen Speicheltest zur Diagnose von Unverträglichkeiten und die sogenannte Impulstherapie, mit der sie Betroffene angeblich heilen kann. Und zwar nicht nur von den Unverträglichkeiten selbst, sondern auch von Leiden, die damit ihrer Ansicht nach verbunden sind, darunter Übergewicht, Heuschnupfen, Asthma, Neurodermitis, Schuppenflechte, Migräne, ADHS, Schlafstörungen, Ängste, depressive Verstimmungen und Reizblase.

Die Praxis, die sich selbstbewusst Institut nennt, befindet sich in einem ehemaligen Laden. Von außen sehe ich hinter der Fensterscheibe Menschen in einer Reihe sitzen. Als ich die Praxis betrete, begreife ich, dass diese Leute nicht darauf warten, dass sie drankommen, sondern bereits dran sind. Für den Speicheltest zieht man sich nicht in ein Hinterzimmer zurück, sondern sitzt im Schaufenster. Auch mir weist man einen Platz in der Reihe zu. Auf dem Tisch liegt eine Schreibtischunterlage, darauf stehen eine Küchenwaage und ein offenes Fläschchen aus Plastik, ein Wecker mit Sekundenzeiger und zwei Blätter Papier mit mehreren Reihen gestrichelter Linien darauf. Die Sprechstundenhilfe erklärt mir im Kindergärtnerinnentonfall, ich solle jetzt eine halbe Stunde lang jede Minute in den Becher spucken und dessen Gewicht notieren, das sich immer weiter erhöht. Dann solle ich den Zucker schlucken, der auf einem Teelöffel bereitliegt, und danach weitere anderthalb Stunden Speichel messen. Kurz überlege ich, ob sie das wirklich ernst meinen kann, sehe dann aber die Menschen um mich herum. Die Frau neben mir speichelt schon routiniert in ihren Becher und macht dabei ein ernstes Gesicht. Weinkenner spucken, Fußballer spucken – ich spucke eben für meine Diagnose ... und los.

In einer Zeitschrift zu lesen oder in dem Buch von Frau Doktor, das jeder bekommt, ist fast unmöglich, weil man ja ständig den Sekundenzeiger im Auge behalten muss. Ich probiere ein Gespräch mit meiner Sitznachbarin, die auch auf eine Unverträglichkeit gegen Haushaltszucker getestet wird. Sie ist heute um halb drei aufgestanden, um aus dem hinteren Niedersachsen anzureisen, ihren Koffer hat sie dabei. Sie will im Hotel übernachten, damit sie morgen noch Öl austesten kann, das geht hier auch, aber immer nur ein Stoff pro Tag. Sie war schon einmal hier, fühlt sich aber noch nicht so recht besser. Auch die Unterhaltung ist schwierig, weil jeder auf die Uhr achten und – »Moment kurz« – zwischendrin spucken muss. Also schweigen wir wieder wie die anderen, zwei junge Frauen tippen auf ihren Smartphones. Vor dem Fenster laufen Passanten vorbei, eine Dame mit Dackel, zwei jüngere Typen, vielleicht aus dem Architektenbüro nebenan. Hoffentlich niemand, den ich kenne, denke ich. Ab und zu kommt die Ärztin vorbei, langes blondes Haar, grauer Pulli unter weißem Kittel, dunkle Stimme. Sie schaut einem über die Schulter auf das Blatt, auf dem nach und nach immer mehr Zahlen stehen. Ob sie sich wundert, dass wir das wirklich tun? Während der Sekundenzeiger noch eine Runde dreht, sehe ich aus dem Fenster, auf den Wohnblock gegenüber, den Rasen und die Baustelle davor. Mir fällt ein spanisches Sprichwort ein: Hay gente para todo, es gibt für alles jemanden. Die einen schaufeln mit einem Bagger Erde auf einen Lastwagen, die anderen sitzen in einem Schaufenster und spucken einmal die Minute in einen Becher.

»So, dann haben Sie es ja geschafft«, sagt die freundliche Kindergärtnerinnenstimme nach zwei Stunden. Und Frau Doktor überreicht mir ein Brötchen und eine Tasse Tee, all die Spuckerei auf nüchternen Magen macht tatsächlich hungrig. Ich folge ihr ins Behandlungszimmer, ein düsterer Raum mit flauschigem Teppichboden, in den man bei jedem Schritt einsinkt. Als wir uns gegenübersitzen, eröffnet sie mir die Diagnose: Ich leide wirklich an einer Unverträglichkeit von Zucker. Das sei aber noch nicht alles, anhand meiner Angaben könne sie ziemlich sicher vorhersagen, dass ich auch eine Fruktoseunverträglichkeit habe. Ich musste vorab einen Fragebogen ausfüllen, in dem ich die üblichen Befindlichkeiten angegeben habe: Bauchschmerzen und müde. Fruktose wolle sie beim nächsten Termin testen, danach Laktose und dann Öl. An dieser Stelle sei erwähnt, dass eine Untersuchung 120 Euro kostet. An dem Morgen habe ich sieben Patienten gezählt. Mindestens eine war nicht zum ersten Mal da.

Auf die Rückseite meines Fragebogens kritzelt die Ärztin jetzt Kurven, Striche und Kreise und erläutert mit ihrer tiefen Stimme die Wissenschaft hinter dem Speicheltest. Dabei blickt sie über ihre schmale Brille, die weit vorne auf der Nasenspitze sitzt, was ihr etwas Professorales gibt. Ich glaube, unsere Stühle sind gleich hoch, aber ich habe trotzdem den Eindruck, ich säße niedriger. Hier die Theorie, die sie sich ausgedacht hat: Der Körper erkennt ein Lebensmittel am Geschmack. Über den Geschmackssinn leitet er eine Information zur Nahrung an das vegetative Nervensystem weiter. Dieses reagiert, indem es den Speichelfluss und im selben Maß auch die Produktion von Magensäure und die Darmtätigkeit anregt. Misst man die Speichelmenge, erfährt man also auch etwas über die Vorgänge in den Organen. Ich habe nach der Provokation mit Zucker offenbar zu lange zu viel Speichel produziert – für die Ärztin der Beweis dafür, dass ich auf Zucker überreagiere, also eine Unverträglichkeit habe. Diese will sie jetzt heilen, »desensibilisieren« nennt sie den Vorgang. Morgens soll ich nüchtern einen viertel Teelöffel Zucker zu mir nehmen, zwei Stunden später einen halben, zwei weitere Stunden später einen ganzen. Danach soll ich mir drei Mahlzeiten zubereiten. Was genau, steht auf einem Zettel, den die Ärztin mir mitgibt. Dieses Ritual soll ich sieben Tage hintereinander wiederholen. Erst einmal würden die typischen Symptome der Zuckerunverträglichkeit stärker werden, die Nervosität zum Beispiel. »Aber ich bin gar nicht nervös, ich bin müde«, sage ich. Die Ärztin blättert im Fragebogen und erklärt mir umständlich, das könne daran liegen, dass ich ja höchstwahrscheinlich auch Fruktose nicht vertrage. Da könne es sein, dass die Kurven sich gegenseitig aufheben – oder so ähnlich.

»Tests auf Nahrungsmittelunverträglichkeiten sind ein großes

Geschäft«, sagt Heiko Witt, Professor für Gastroenterologie und Ernährungsmedizin an der Universität München. Er hat sich durchgelesen, was das Institut auf der Internetseite über den Speicheltest schreibt. »Da können Sie auch pendeln«, lautet sein Fazit. Dass die Speichelproduktion mit dem vegetativen Nervensystem zusammenhängt, bestätigt Witt. »Das merkt man ja schon daran, dass man bei Aufregung einen trockenen Mund bekommt und dass einem das Wasser im Mund zusammenläuft, wenn man einen Braten riecht oder auch nur daran denkt.« Aber: Für die Annahme, dass die Speichelmenge in Abhängigkeit von einzelnen Nahrungsmitteln variiere oder gar auf Unverträglichkeiten hinweise, gebe es überhaupt keine Anhaltspunkte.

Damit ein Test medizinisch anerkannt wird, muss erst einmal geprüft werden, wie viele Erkrankte er tatsächlich erwischt und wie viele Gesunde er fälschlicherweise als krank einstuft. Mediziner nennen diese Kategorien, in denen ein Test sich messen lassen muss, Sensitivität und Spezifität. Um den Status einer seriösen Diagnosemethode zu erlangen, müsste der Speicheltest also erst einmal zum Beispiel gegen den H_2-Atemtest auf Fruktosemalabsorption antreten. Witt zweifelt nicht nur an der Diagnosemethode, sondern auch an der Therapie. »Desensibilisierungen können bei Allergien funktionieren, die immer eine Reaktion des Immunsystems sind. An vielen Intoleranzen ist das Immunsystem aber nicht beteiligt, die Methode lässt sich nicht übertragen.« Bei der Fruktosemalabsorption etwa seien höchstens kleine Trainingseffekte denkbar, wenn ein Patient sich dem Stoff immer wieder aussetzt, statt ihn ganz zu meiden. »Generell sollte man misstrauisch werden, wenn jemand behauptet, er könne mit einem großen Wurf gleich dreißig verschiedene Erkrankungen heilen.«

Trotzdem melden sich in Onlineforen nur wenige zu Wort, die von der Therapie enttäuscht sind. Die meisten schwärmen, sie seien von Laktoseintoleranz, Fruktosemalabsorption oder anderen Unverträglichkeiten geheilt, nach der Desensibilisierung hätten sie keinerlei Beschwerden mehr gehabt. Falls die Beiträge wirklich von Patienten des Instituts verfasst wurden: Wie lässt sich das erklären? »Bei der Fruktosemalabsorption zum Beispiel ist die Tagesform sehr unterschiedlich. Es gibt Phasen, in denen jemand keine Probleme hat, selbst der Atemtest kann dann negativ ausfallen, obwohl er zuvor positiv war«, sagt Witt. Es könnten also bei einigen Patienten glückliche Zufälle gewesen sein, dass sie gerade in einer guten Phase waren, als sie wieder Fruktose probierten – sie hätten den Stoff dann aber auch ohne die Desensibilisierung vertragen. »Außerdem kommt es immer darauf an, welche Mengen an Fruktose die Patienten zu sich nehmen und ob sie auf nüchternen Magen puren Apfelsaft trinken oder fruktosehaltiges Obst oder Gemüse als Teil einer Mahlzeit essen.« Und noch eine Erklärung hat Witt: natürlich den Placeboeffekt. »Wenn die Ärztin professionell wirkt, man eine Diagnose samt Lösung bekommt und man jeden Tag mehrere Stunden lang intensiv etwas für seine Heilung tut, sind das sehr gute Voraussetzungen für eine tatsächliche Besserung.«

Als ich der Ärztin die vorangegangenen Passagen und Heiko Witts Einschätzung ihrer Diagnosemethode vorlege, damit sie Stellung beziehen kann, schreibt sie nur gut gelaunt und mit

Smiley versehen zurück: »Vielen Dank für die Information. Ich habe mich entschlossen weiter zu pendeln.«

Fasst man all die Diagnosen und Verdachtsdiagnosen zusammen, die ich bisher im Lauf meines Versuchs zu hören bekommen habe, leide ich also an Unverträglichkeiten von Histamin, Zucker und Fruktose sowie Allergien gegen Milcheiweiß, Weizen, Roggen, Cashewkerne und Ei. Ich versuche mal, mir einen Speiseplan zusammenzustellen, der sämtliche Einschränkungen berücksichtigt: Eine Scheibe glutenfreies Brot (da sollte weder Weizen noch Roggen drin sein), aber mit was? Käse von der Kuh geht nicht wegen Milcheiweiß, Wurst, Schinken und selbst Aufstrich mit Soja darf ich nicht wegen Histamin. Bleibt Käse aus Schafs- oder Ziegenmilch. Dazu Pfefferminz- oder Salbeitee, die Getränkeauswahl ist wegen des Histamins sehr begrenzt. Steak oder Fisch (unbedingt ganz frisch, damit sich noch nicht zu viel Histamin gebildet hat), Reis oder Kartoffeln, dazu Schwarzwurzel, Topinambur oder Feldsalat (diese Sorten enthalten nur wenig Fruktose, Salatdressing geht aber nur ohne Essig, Zitrone, Senf und Zucker). Zum Dessert Traubenzucker pur. An dieser Stelle breche ich das Experiment ab, bevor mir auch noch gegen diese letzten verbliebenen Lebensmittel Unverträglichkeiten bescheinigt werden. Wäre doch schade, wenn ich mich irgendwann nur noch von Wasser und Quinoa ernähren könnte.

9

Wie Alarmisten Panik verbreiten

Weizen zersetzt das Gehirn, es drohen Horrordiagnosen von Schizophrenie bis Alzheimer – die neuen Propheten einer Ernährungswende greifen in die unterste Schublade, um möglichst viele Menschen in Panik zu versetzen. Die Strategie geht auf, die Bücher der Angstmacher verkaufen sich gut. Was drinsteht, muss deshalb noch lange nicht stimmen. Beruhigend ist außerdem der Blick ein paar Jahrzehnte zurück, denn der zeigt: Gesundheitshysterien kommen und gehen.

Sie essen Brot, Reis, Nudeln oder Müsli? Sie trinken Saft? Sie gönnen sich ab und zu ein Bier? Dann würden Sie im »Schnelltest« schlecht abschneiden. Wer mehrmals mit Ja antwortet, der »riskiert ernsthafte neurologische Probleme«. Das behauptet jedenfalls David Perlmutter in seinem Buch *Dumm wie Brot*, das 2014 auf Deutsch erschienen ist. Die Fragen, mit denen die Leser ihr Risiko für einen »massiven geistigen Abbau« ermitteln sollen, hat er so formuliert, dass garantiert jeder, der sich darauf einlässt, zum Hochrisikokandidaten wird – und weiterliest. Mit seiner gewagten These gibt der Autor sich alle Mühe, uns in Angst und Schrecken zu versetzen: Die kohlenhydratreiche, fettarme Kost, die in westlichen Ländern empfohlen wird, sei schädlich. Sie erhöhe das Risiko für Erkrankungen des Gehirns wie Migräne, Depressionen, ADHS und sogar Alzheimer dramatisch.[7]

Perlmutter steht in einer Reihe mit anderen Predigern einer kohlenhydratarmen Ernährung, die unter dem Namen Low Carb schon viele Anhänger gefunden hat. Der Neurologe und Ernährungsmediziner aus Florida geht aber weiter als die meisten: Neu ist seine Behauptung, der Zusammenhang zwischen Erkrankungen des Gehirns und der Ernährung sei erwiesen. Und natürlich verdammt er, der aktuellen Mode entsprechend, nicht nur Kohlenhydrate an sich, sondern insbesondere Gluten. Von anderen Ernährungsgurus hebt Perlmutter sich außerdem in der Drastik seiner Formulierungen ab: »Modernes Getreide zersetzt das Gehirn«, schreibt er. Gluten könne als »stummes Virus« bleibende Schäden verursachen, »ohne dass wir davon wissen«. Wir sollten uns also Sorgen machen, meint Perlmutter – selbst wenn wir überhaupt keine Beschwerden haben. In einer Zeit, in der viele Menschen Lebensmittel als potenzielle Gefahr für ihre Gesundheit betrachten, hat der Autor mit diesem Angstappell leichtes Spiel. Stimmen müssen seine Behauptungen deshalb noch lange nicht.

Der neue Mythos, Getreide schade nicht nur Menschen, die an Zöliakie leiden, sondern allen, ist, wie gesagt, schon weit verbreitet. Autoren selbstgemachter Gesundheitsforen, Werbebotschafter der Steinzeitdiät und der Tennisspieler und Glutenfrei-Guru Novak Djokovic berufen sich auf die Aussagen aus den Büchern *Dumm wie Brot* von David Perlmutter oder *Weizenwampe* von William Davis. Beide Bücher hielten sich wochenlang in den Bestsellerlisten, sowohl in den USA als auch in Deutschland. Davis behauptet, Brot und andere Weizenprodukte schadeten der Gesundheit »auf schier unvorstellbare Weise«, und: »Weizenesser sterben früher.« Beide Autoren treten als Wissenschaftler auf, sind in der Fachwelt allerdings umstritten: »Es besteht der Verdacht, dass Perlmutter und Davis eine Mode für sich nutzen, um Geld zu machen. Sie sind keine ernst zu nehmenden Wissenschaftler, ihre Thesen sind meist nicht haltbar«, sagt Detlef Schuppan, Zöliakieforscher an der Universität Mainz und der Harvard Medical School. So viel als erste Einordnung aus der richtigen Wissenschaft. Nun zu den Details.

William Davis macht Weizen für Übergewicht, Diabetes und eine verkürzte Lebenserwartung verantwortlich. In seiner Selbstinszenierung spielt er die Rolle des einsamen Mahners, der uns verblendete, fehlgeleitete Schäfchen retten will. Stellenweise liest sich seine Polemik geradezu verschwörungstheoretisch: »Wie Weizen in Bezug auf Übergewicht und Diabetes immer wieder durch die Maschen schlüpft, erinnert mich an den Mordprozess von O. J. Simpson: Beweismaterial am Tatort, verdächtiges Verhalten des Angeklagten, ein blutiger Handschuh, der eine Verbindung zwischen Opfer und Mörder herstellt, Motiv, Gelegenheit ... aber freigesprochen aufgrund geschickter Verteidigungstaktik.«[8]

Richtig abenteuerlich wird es, wenn man sich ebenjene Beweise genauer anschaut, die William Davis anführt. Er will uns die Augen dafür öffnen, dass gerade die bewussten Esser einer Lüge aufsitzen, die Ernährungsgesellschaften schon seit Jahrzehnten verbreiten: Vollkorn sei gesund. »Einspruch!«, schreibt

Davis. »In diesem Buch geht es um die These, dass Brot und andere weizenhaltige Produkte nicht nur *ungesund* sind, sondern zu den schädlichsten Nahrungsmitteln überhaupt gehören.«[9] Und zwar auch Vollkorn. Seine Begründung klingt zunächst plausibel: Nicht nur Weißmehl, sondern auch Vollkorn habe einen hohen glykämischen Index, erhöhe also den Blutzuckerspiegel stark, und das führe auf die Dauer zu Diabetes. Das stimmt sogar zum Teil: Nur bei grobgeschrotetem Vollkorn bleibt der Blutzuckerspiegel recht niedrig, feingemahlenes Vollkorn dagegen erhöht ihn ähnlich stark wie Weißmehl. Entscheidend ist allerdings, dass diese Beobachtung im Ernährungsalltag gar nicht relevant ist. »Tatsächlich steigt der Blutzuckerspiegel schnell an, wenn man kohlenhydratreiche Lebensmittel pur zu sich nimmt, was auf die Dauer gesundheitlich problematisch sein könnte. Isst man aber Brot oder Nudeln im Rahmen einer Mahlzeit zusammen mit Eiweiß und Fett, hebt sich der Effekt fast vollständig auf. Der Blutzuckerspiegel steigt dann kaum an«, erklärt Hans Hauner, Professor für Ernährungsmedizin an der TU München. Fett zum Beispiel bewirkt, dass der Magen sich langsamer entleert. Im Gegensatz zu einer Mahlzeit, die auch Kohlenhydrate enthält, treiben stark gezuckerte Getränke wie Limo den Blutzuckerspiegel tatsächlich in die Höhe. Trinkt man sehr viel davon, steigt langfristig das Risiko für Fettleibigkeit und Typ-2-Diabetes, wie 2012 eine umfassende Meta-Analyse bestätigte, die Hauner geleitet hat. Viel Vollkorn zu essen senkt hingegen den Ergebnissen zufolge das Risiko für Fettleibigkeit, Diabetes, Herz-Kreislauf-Erkrankungen und Darmkrebs[10] – was den Behauptungen aus *Weizenwampe* völlig entgegensteht. »So simpel, wie zurzeit oft dargestellt, ist der Zusammenhang zwischen dem Verzehr von Kohlenhydraten und dem Anstieg des Blutzuckerspiegels nicht«, sagt Hans Hauner.

Abnehmen mit der Glutenfrei-Diät?

Auch die Belege für die These, dass Weizen dick macht, wählt William Davis selektiv. Sehr selektiv. Im Buch zieht er eine Studie der Mayo-Klinik heran. Für diese Studie beobachteten Mediziner, wie sich der Gesundheitszustand von Zöliakiepatienten veränderte, nachdem die Krankheit diagnostiziert worden war und sie eine glutenfreie Diät begonnen hatten.[11] Die 215 fettleibigen Zöliakiepatienten, die teilnahmen, behauptet Davis, hätten in den ersten sechs Monaten weizenfreier Ernährung im Durchschnitt 12,5 Kilogramm abgenommen.[12] Davis bringt hier schon die groben Eckdaten durcheinander: In Wirklichkeit waren nur wenige Patienten fettleibig, nämlich 27 von 215 (61 Teilnehmer hingegen untergewichtig). Im Schnitt hatten die Studienteilnehmer einen BMI von etwa 22, das liegt mitten im Normalbereich. Zwar stimmt es, dass manche Patienten mit der glutenfreien Diät abnahmen – allerdings, das verschweigt Davis natürlich, legten ähnlich viele Gewicht zu. Berücksichtigt man diese Ergebnisse, die Davis ignoriert, sagt die Studie plötzlich rein gar nichts mehr über einen vermeintlichen Zusammenhang zwischen glutenfreier Diät und Gewichtsverlust aus. Und selbst wenn sie es täte, würde kein seriöser Mediziner eine Untersuchung an Zöliakiepatienten einfach so auf die gesunde Allgemeinbevölkerung übertragen.

Ob jemand abnimmt, wenn er auf Weizen oder alle glutenhaltigen Getreide verzichtet, hängt ganz banal davon ab, was er stattdessen isst. Wer ab sofort Brot, Nudeln, süße Teilchen und Kuchen meidet und dafür den ganzen Tag an Möhren, Paprika und Kohlrabi knabbert, wird mit hoher Wahrscheinlichkeit abnehmen. Wer Brot und Nudeln durch große Mengen an Salami, Schweinshaxe und mit Käse Überbackenem ersetzt, wird sich damit vermutlich nicht ganz so leicht tun. Denn die Aussage, dass viel Fett dick macht, ist zwar aus der Mode gekommen, aber nicht widerlegt.

Die Ernährungsform, die Davis und Perlmutter empfehlen (kaum Kohlenhydrate, viel Fett und Fleisch), zieht außerdem andere Probleme nach sich: »Viel fettiges Fleisch lässt den Cholesterinspiegel steigen«, sagt Hauner. Dass über Cholesterin keiner mehr redet (und Perlmutter sogar vor einem niedrigen Cholesterinspiegel warnt), hat das medizinische Risiko nicht beseitigt, das davon ausgeht. »Die aktuellen Low-Carb-Befürworter verschweigen es, weil es nicht in ihr Konzept passt«, sagt Hauner. Die um sich greifende Kritik an unseren Lebensmitteln, zurzeit vor allem an Weizen, hält Hans Hauner ganz grundsätzlich für fehlgeleitet. »Dass heute viele Menschen übergewichtig sind, liegt nicht an der Qualität der Lebensmittel, sondern einfach daran, dass viele mehr Kalorien aufnehmen, als sie verbrauchen.«

Ähnlich wie William Davis beeindruckt auch David Perlmutter auf den ersten Blick mit einer scheinbar lückenlosen Beweisführung: Auf fast jeder Seite zitiert er namhafte Wissenschaftler, referiert Studien, gibt sich mit etlichen Fußnoten den Anschein purer Gewissenhaftigkeit. Die Kombination aus steilen Thesen und scheinbarer Sorgfalt zeigt große Wirkung: In Onlineforen feierten einige Leser das Buch gleich nach Erscheinen als »medizinische Revolution« und empfahlen es entsprechend weiter. Perlmutter bedient sich eines bewährten Rezepts für pseudowissenschaftliche Gesundheitsbücher: Er entwirft ein Schreckensszenario und spickt es nach Belieben mit einzelnen Fakten aus der Forschung. Schaut man sich aber seine Argumentation genauer an, erkennt man schnell, was für ein haarsträubendes Durcheinander Perlmutter da anrichtet. Er vermischt altbekannte Wahrheiten mit Spekulationen, wählt Studien selektiv aus und verschweigt andere, dramatisiert Ergebnisse, zieht falsche Schlüsse und dekoriert all das mit Anekdoten von seinen Patienten, die nach glutenfreier Diät auf wundersame Weise geheilt waren.

Um herauszufinden, ob an der zentralen These Perlmutters, Weizen zersetze das Gehirn, etwas dran sein könnte, muss man sich in medizinische Fakten vertiefen. Diese sind deutlich vielseitiger als die simplen Botschaften der Alarmisten – und ziemlich spannend. Dass beispielsweise Diabetes das Risiko erhöht, an einer Demenz zu erkranken, wird tatsächlich in der Wissenschaft diskutiert, ein Zusammenhang gilt auch als wahrscheinlich.[13] Perlmutter folgert jedoch, auch bei gesunden Menschen jeden Alters führe der Verzehr von Kohlenhydraten (die der Körper in Zucker umwandelt) zum geistigen Verfall. Diese Verallgemeinerung lässt sich keineswegs belegen. Und nicht mehr als eine Binsenweisheit ist, dass niemand so viele Kohlenhydrate essen sollte, dass er davon übergewichtig wird. Denn Übergewicht erhöht grundsätzlich das Risiko für Folgekrankheiten wie Diabetes oder Bluthochdruck und fördert entzündliche Prozesse im Körper. Das ist schon lange bekannt. Ob aber Übergewicht auch mit Erkrankungen in Verbindung steht, an denen das Gehirn beteiligt ist, wird in der Fachwelt noch diskutiert. Zwar haben beispielsweise Dicke häufiger Depressionen als Normalgewichtige. »Aber ob die Ursache dafür entzündliche Prozesse sind oder psychische Faktoren, ist noch völlig unklar«, sagt Manfred Schedlowski, der am Uniklinikum Essen erforscht, wie Entzündungen das Gehirn beeinflussen.

Falsche Verallgemeinerungen trifft Perlmutter auch an anderer Stelle: Es stimmt, dass Zöliakiepatienten oft in ihrem Wesen verändert sind, zum Beispiel depressiv. Zöliakie haben aber nur sehr wenige Menschen, in Deutschland wie in den USA zwischen 0,1 und 1 Prozent der Bevölkerung. Perlmutter behauptet, Gluten greife auch bei Menschen mit der umstrittenen Diagnose Glutensensitivität das Gehirn an, die Folge seien Horrordiagnosen von Schizophrenie bis Autismus – und glutensensitiv ist seiner Spekulation zufolge »womöglich jeder Mensch«.[14] Ein Zusammenhang zwischen Neuro-Erkrankungen und Glutensensitivität sei nicht zu belegen, sagt die Medizinprofessorin Sibylle Koletzko, die zum Thema Zöliakie forscht. »Bis er sauber nachgewiesen ist, gibt es ihn für mich nicht.«

Welche seiner Patienten an einer Glutensensitivität leiden (und demnach fürchten müssen, vom »stummen Virus« bereits zersetzt zu werden), stellt Perlmutter anhand von Blutproben fest. Darin bestimmt er Antikörper gegen Gliadin, einen Bestandteil von Gluten. Die führenden Wissenschaftler auf dem Gebiet halten es jedoch nicht für möglich, auf diese Weise eine Zöliakie oder die umstrittene Glutensensitivität zu diagnostizieren.[15] »Die Antikörper gegen Gliadin dienten vor vielen Jahren als Hinweis auf Zöliakie, aber nur, weil man damals noch nicht die spezifischen Autoantikörpertests hatte, die man heute bei Verdacht auf die Krankheit einsetzt«, sagt Sibylle Koletzko. »Gliadin-Antikörper zu messen ist sehr wenig aussagekräftig, denn sie finden sich auch im Blut von Menschen, die keine Probleme mit Gluten haben.« Dass ein Großteil der Bevölkerung empfindlich auf Gluten reagieren könnte, wird in der Fachwelt nicht einmal vermutet. Diejenigen unter den seriösen Wissenschaftlern, die an das Krankheitsbild glauben, schätzen, dass bis zu sechs Prozent der Bevölkerung betroffen sein könnten.

Der Ratgeber *Dumm wie Brot* könnte sogar Schaden anrichten – dann nämlich, wenn die Angst, die der Autor schürt, sich verselbstständigt. »Ein Noceboeffekt ist möglich, wenn die Leser den Autor als Autorität akzeptieren und beim Verzehr von Weizen eine negative Erwartungshaltung haben«, befürchtet Manfred Schedlowski, der am Institut für Medizinische Psychologie des Uniklinikums Essen auch Placebowirkungen erforscht. Wer also annimmt, dass ein Lebensmittel seine Gesundheit angreift, und es trotzdem isst, kann allein durch die Erwartungshaltung echte Beschwerden bekommen. Dass ein Noceboeffekt als Reaktion auf Essen möglich ist, zeigte zum Beispiel eine australische Studie: Versuchspersonen, die nach eigener Einschätzung an Glutenempfindlichkeit litten, wussten nicht, ob in ihrem Essen Gluten enthalten war oder nicht. Nach ein paar Tagen ging

208

es allen schlechter – auch denen, die Mahlzeiten ohne Gluten zu sich genommen hatten.[16]

Wer also nach der Lektüre von *Dumm wie Brot* einerseits Angst hat, Brot oder Nudeln schadeten ihm, andererseits die strenge Low-Carb-Diät aber nicht durchhält, der könnte vorübergehend die leichteren unter den Beschwerden bekommen, vor denen Perlmutter warnt, vermutet Schedlowski: Ängste, Konzentrationsstörungen oder Kopfschmerzen. Auch die Diät selbst, die Perlmutter empfiehlt, birgt Risiken: »Gerade Kleinkinder brauchen viele Kohlenhydrate, also Glukose, für das Gehirn«, sagt die Medizinprofessorin Sibylle Koletzko. Eine kohlenhydratarme Ernährung sei für wachsende Kinder ungünstig.

Am Ende des Buchs präsentiert Perlmutter einen »Aktionsplan« inklusive Rezepten. Dort offenbart er auch, an welche Zielgruppe er sich mit seiner Gesundheitspanik richtet: Für das Gericht »Zarte Rinderlende mit Rosenkohl« empfiehlt er, am besten Kobe-Rind zu verwenden. Es sei »für seine gesunde Fettzusammensetzung und den köstlichen Geschmack berühmt«.[17] Kobe-Beef bekommt man für etwa 300 Euro pro Kilo, die von Perlmutter bemessene Portion für eine Person würde also um die 50 Euro kosten. Mit einer Art Rundum-Sorglos-Paket kümmert sich der Doktor um seine Leser – und ein bisschen auch um sich selbst: Im Aktionsplan empfiehlt er auch Nahrungsergänzungsmittel, die dem geistigen Verfall angeblich zusätzlich entgegenwirken. Auf seiner Internetseite gibt es einen Online-Shop. Da kann man seine Mittelchen gleich bestellen.[18]

Wiederkehrender Nebel im Hirn

Davis und Perlmutter haben das Prinzip Gesundheitspanik nicht erfunden. In den vergangenen Jahrzehnten scheuchten Alarmisten die Menschen immer wieder mit neuen Krankheiten auf. Manche wurden so populär, dass auch die Fachwelt sich damit beschäftigte, manchmal wurde heftig gestritten. Am Ende überwogen meist die Skeptiker, nach einer Weile kamen die neuen Krankheiten wieder aus der Mode, und die nächste Panik der Saison machte die Runde. Zwischen diesen vermeintlichen Krankheitsbildern gibt es erstaunliche Parallelen: Oft werden sie hochemotional diskutiert, als Ursache werden Technisierung und Zivilisation überhaupt vermutet, und zu den Schreckensbildern, mit denen sie gezeichnet werden, gehört meist ein vernebeltes Hirn.

In den achtziger und neunziger Jahren machte empfindlichen Personen die Multiple Chemikaliensensitivität zu schaffen. Noch heute wird das Krankheitsbild in ominösen Onlineforen als gesicherte Diagnose definiert: »Multiple Chemical Sensitivity (MCS) ist eine Erkrankung, die eine Reaktion des zentralen Nervensystems darstellt. Sie bezeichnet die Überempfindlichkeit eines Patienten gegenüber diversen Chemikalien und Umweltschadstoffen«, darunter Duftstoffe, Lösungsmittel, Waschmittel und Gifte in Wohnräumen. Während die meisten Menschen derartige Substanzen kaum bemerkten, führten diese bei den Sensiblen mitunter zu schwerwiegenden Schäden.[19] MCS sei eine »Vergiftung der Riechnerven« und führe zu einer »Ausstülpung des Gehirns« und zu einer »alzheimertypischen Schädigung«, heißt es auf *toxcenter.org*.[20] Eine Weile beschäftigte sich die Fachwelt damit, ob diese Ängste begründet waren. Man nahm die Beschwerden der Patients ernst und analysierte die Rückstände von Chemikalien in ihren Körperflüssigkeiten – und kam zu dem Schluss, dass die angeblich schädigenden Dosierungen viel zu niedrig waren, um überhaupt Effekte hervorrufen zu können. Im *Ärzteblatt* veröffentlichte Renate Wrbitzky, Professorin für Arbeitsmedizin, zusammen mit einer Reihe von Kollegen ein Positionspapier zur Multiplen Chemikaliensensitivität. Darin heißt es: »Bislang existieren keine allgemein akzeptierten diagnostischen Tests hinsichtlich physiologischer oder biochemischer Parameter, die mit den angegebenen Symptomen korrelieren. Die Bezeichnung eines Beschwerdebildes als MCS hat daher rein deskriptiven Charakter. Die Zuweisung einer Diagnose MCS im naturwissenschaftlichen Sinne ist nicht möglich.« Trotzdem solle man die Patients mit ihrem Beschwerdebild nicht allein lassen, schreiben die Mediziner. Und empfehlen eine kognitive Verhaltenstherapie »zur Vermittlung geeigneter Bewältigungsstrategien«.[21] Niels Birbaumer, Professor für Medizinische Psychologie, erklärte auch die Multiple Chemikaliensensitivität damals mit dem Noceboeffekt: Die Angst vor Chemikalien bewirke die Beschwerden, nicht der Kontakt mit den Substanzen selbst.[22]

Die Warnung, ein Stoff in unserer Umwelt oder Ernährung zerstöre schleichend das Gehirn, eignet sich besonders gut, um Aufmerksamkeit zu erregen. In den neunziger Jahren erschreckte der amerikanische Hirnchirurg Russell Blaylock die Welt mit seinem Buch *Excitotoxins: The Taste That Kills*. Nach dem Perlmutter-Prinzip behauptete er, eine Substanz in unserem

Essen zerstöre das Gehirn. Nur ging es hier nicht um Gluten, sondern den Geschmacksverstärker Glutamat. Auch Blaylocks Argumentation wirkt zunächst plausibel: Die Giftstoffe regten Zellen an, bis diese überreagierten und sich selbst zerstörten. Der Autor prophezeit, dass Glutamat, das als »neurologische Zeitbombe« in uns ticke, uns eines Tages an Parkinson, Alzheimer oder Chorea Huntington erkranken lasse. So bringe der Geschmacksverstärker uns den »schleichenden Tod«. Das Schreckensszenario hielt sich über Jahre in der Öffentlichkeit und wirkt bis heute nach. Dabei konnten Studien keine derartigen Wirkungen nachweisen, offizielle Stellen wie die Weltgesundheitsorganisation und die Food and Drug Administration stuften Glutamat als sicher ein. Auch die Deutsche Forschungsgemeinschaft kam zu dem Schluss, dass neurotoxische Wirkungen nicht zu befürchten seien. [23]

Die Medizinprofessorin Sibylle Koletzko fühlt sich von Perlmutters Alarm, Weizen zerstöre das Gehirn, an die Aufregung um den Darmpilz Candida erinnert. In den achtziger und neunziger Jahren erschienen etliche Ratgeber, die vor den Gefahren einer Besiedelung mit dem Pilz warnten, Antipilzmittel empfahlen und Diättipps gaben. Falsche Ernährung, insbesondere zu viel Zucker, lasse den Pilz im Darm gedeihen, warnten sie. »Damals wurde der Pilz Candida für alles Mögliche verantwortlich gemacht«, erinnert sich Sibylle Koletzko. Zu den Symptomen wurden Herzbeschwerden, Heißhungerattacken und chronische Müdigkeit gezählt. »Und auch das Hirn wurde angeblich benebelt. Die pseudowissenschaftlichen Erklärungen klangen plausibel und besorgniserregend, so entstand eine richtige Hysterie.« In einem Kommentar im *Ärzteblatt* hieß es im Jahr 1996, die Welle an Ratgebern habe viele Gesunde verunsichert, die eigentlich nur »banale Beschwerden« hatten. »Sie suchten die Praxen auf und verlangten nach einem Pilznachweis im Stuhl.« Das »Candida-Syndrom« wurde 1976 als Hypothese aufgestellt, bereits zehn Jahre später aber von der American Academy of Allergology and Immunology als »spekulativ und unbewiesen« verworfen.[24]

Bevor wir jetzt also anfangen, aus lauter Angst vor Weizen, der gerade in diesem Moment unser Gehirn zersetzen könnte, an den Fingernägeln zu kauen, hilft vielleicht noch einmal dieser Blick aufs große Ganze: Frühere Fälle von Großalarm hat die Menschheit ganz gut überstanden – und die künstlich erzeugten Ängste einfach wieder vergessen.

10

Neue Produkte, neue Bedürfnisse

Den Unternehmen ist es gelungen, uns weiszumachen, wir alle hätten einen Bedarf an Lebensmitteln, die als »frei von« Zusatzstoffen, Laktose oder Gluten angepriesen werden. Den Produkten werden allerlei zusätzliche positive Eigenschaften angedichtet. Um die sogenannten Clean Labels ist ein rasant wachsender Markt entstanden. Dabei urteilen Verbraucherschützer: Die »Frei von«-Nahrungsmittel sind meist gar nicht besser, sondern nur teurer.

Rohkost steht für eine einfache und natürliche Ernährung. Bücher zum Thema verweisen gewöhnlich darauf, Lebensmittel sollten möglichst wenig verarbeitet werden, sondern direkt so gegessen, wie sie geerntet wurden. »Natürliche Nahrung ist dazu bestimmt, *roh* verzehrt zu werden – in ihrem natürlichen Zustand«, heißt es im Ratgeber *Grün essen!*. Als Rohköstler lebe man so ursprünglich wie unsere Vorfahren noch bevor das Feuer erfunden wurde, schreiben andere: »Die Ernährung mit rohen Früchten und Pflanzen ist so alt wie die Menschheit selbst«, erläutert der Ratgeber *Rohvolution*. Diese Ernährungsform sei »jahrtausendelang die ganz natürliche Norm« gewesen. Schon das Kochen der Nahrung zerstöre ihren natürlichen Charakter. Deshalb lieber: von der Hand in den Mund – Ja zum einfachen Leben.

Wer sich voll und ganz für dieses einfache Leben entscheidet, muss allerdings eine ganze Reihe weiterer Entscheidungen treffen. Zur Ausstattung des modernen Rohköstlers gehören Powermixer, Saftpresse, Personal Blender zur praktischen Herstellung von Smoothies unterwegs, Dörrgerät, Keimgerät, Spiralschneider für Rohkostspaghetti aus Zucchini, Universalbeutel für die Zubereitung von Nussmilch, Wasserionisator und Wasservitalisierer. Dieses Equipment anzuschaffen ist eine Aufgabe für sich. Um den Mixer zu finden, der wirklich zu einem passt, muss man sich erst einmal eine gewisse Expertise aneignen. Wer Kohl und Kräuter zu grünen Smoothies zerhäckseln will, braucht ein Gerät mit mehr Pürier-Power als jemand, der nur Beeren und Bananen zu roten Smoothies zermatschen will – zum Beispiel den Vital-Energy Power Smoother, der als »die günstige Alternative unter den Hochleistungsmixern« gilt und mit seinen rechtsdrehenden Messern zugleich reizvolle Vorteile hat: Durch Forschung habe der Hersteller festgestellt, dass »bei Rechtsdrehung die Hexagonalstruktur« des Wassers unterstützt und aufgebaut wird, »wobei unharmonische Schwingungen wie Esmog kompensiert werden«, erfährt man auf *GermanyGoesRaw.de* über das Gerät.[25] Eine andere Maschine lockt dagegen mit einem eingebauten Temperaturfühler, doch letztes Endes stellt der Vitamix die cremigsten Smoothies her. Zu haben ist er, je nach Modell, für 600 bis knapp 900 Euro.

Weniger kostet mehr, das ist das neue Prinzip der Lebensmittelindustrie, egal ob Nische oder Mainstream. Die Sehnsucht nach Einfachheit schließt Konsumfreude nicht aus. »Frei von«, mit diesen Wörtern beginnen heute Gesundheitsversprechen auf Packungen. Das Sortiment an Lebensmitteln, die als frei von Aromen, Geschmacksverstärkern, Konservierungsstoffen, Zucker, Gentechnik und eben auch Laktose oder Gluten beworben werden, wächst ständig. In der glutenfreien Variante gibt es heute nicht nur Brot und Pasta, sondern auch Schokopops fürs Frühstück, Lollies und Grissini mit Kakaocreme im Mitnehmbecher. Während die Hersteller mit solchen Produkten Zöliakiekranken den Alltag erleichtern, machen sie Gesunden vor, auch ihnen brächten diese einen gesundheitlichen Vorteil. Allein die Verpackungsaufschriften lassen Laktose und Gluten als schädliche Zusätze erscheinen, dabei sind sie bloß ein natürlicher und ursprünglicher Bestandteil von Lebensmitteln. Die Supermarktkette Rewe hat sogar die Marke »frei von« eingeführt. Da heißt es, laktose- oder glutenfreie Produkte seien nicht nur für Menschen mit echten Unverträglichkeiten geeignet, sondern auch für die weitaus größere Zielgruppe von »Ernährungssensiblen«. Selbst die Platzierung der Spezial-Lebensmittel im Supermarkt ist Teil der Marketingstrategie: Meist stehen sie in der Nähe der Bioprodukte – das suggeriert hohe Qualität und eine gesundheitsfördernde Wirkung. Dass diese Produkte deutlich teurer sind als konventionelle Ware, fällt in solcher Nachbarschaft gar nicht auf. Das Label »laktosefrei« ist inzwischen so positiv besetzt, dass Hersteller sogar Produkte wie Nudeln damit auszeichnen, bei denen die Abwesenheit des Milchzuckers selbstverständlich ist. Der Online-Shop *glutenfrei-supermarkt.de* bietet spezielle Nüsse und Kaffee an, obwohl diese Lebensmittel von Natur aus kein Milligramm Gluten enthalten. In Brasilien bewirbt der Konzern Nestlé sogar ein Mineralwasser als glutenfrei.[26] »Frei von« hat sich bereits so sehr als Codewort für gesünder oder einfach besser etabliert, dass der Teehersteller Stick Lembke auf die Packungen nur noch schreiben muss »Die mit ohne«. Der Nahrungsmittelindustrie ist es gelungen, diese Lebensmittel zu modernen Lifestyle-Produkten aufzuwerten. Und sie verdient gut daran: Für Lebensmittel ohne Zusätze zahlen Kunden bereitwillig extra, das bestätigen Umfragen immer wieder.[27] Ein Schwarzbrot, das als glutenfrei und laktosefrei ausgezeichnet ist, kostete in einem Test von Verbraucherschützern 383 Prozent so viel wie das normale.[28]

Kauften 2007 nur 6,5 Prozent der Haushalte laktosefreie Milchprodukte, waren es 2012 laut der Gesellschaft für Konsumforschung schon knapp 18 Prozent. Dabei steigt die Zahl der Laktoseintoleranten, anders als oft behauptet, gar nicht an. Ganze 80 Prozent der Befragten, die angegeben hatten, laktosefreie Milchprodukte zu kaufen, verneinten explizit die Frage der Marktforscher, ob in ihrem Haushalt jemand an einer Laktoseintoleranz leide. Auch der Markt für glutenfreie Produkte ist enorm gewachsen: Im Jahr 2010 lag der Umsatz in Deutschland bei 39 Millionen Euro, im Jahr 2012 bereits bei 54,2 Millionen. Und das ist vermutlich erst der Anfang, wie ein Blick in die USA zeigt. Dort geben bereits 28 Prozent der Befragten an, sie wollten weniger oder gar kein Gluten mehr essen.[29] Dabei leidet dort ähnlich wie in Deutschland nur etwa 0,1 bis 1 Prozent der Bevölkerung an einer Zöliakie, bei der man Gluten streng meiden muss. Folgerichtig rieten die Marktforscher den Lebensmittelunternehmen, künftig mehr glutenfreie Produkte anzubieten. Es handle sich nicht nur um eine kurzlebige Mode, sondern um eine dauerhafte neue Nachfrage.

Das Zauberwort »ohne«

In immer neuen Produktkategorien wird irgendetwas weggelassen, inzwischen bringen nicht nur kleine Hersteller, sondern viele große Konzerne Nahrungsmittel auf den Markt, die von diesem oder jenem befreit sind. Die Produkte mit Clean Labels seien im Mainstream angekommen, analysiert der Marktforscher Innova Market Insights.[30] Fast 13 Prozent der Lebensmittel, die 2013 weltweit neu auf den Markt kamen, seien mit »Frei von«-Versprechen gekennzeichnet. Seit 2005 hat sich in Deutschland die Zahl der neu eingeführten Produkte mit sauberen Etiketten mehr als verdreifacht.[31] In Brüssel fand 2014 zum zweiten Mal eine internationale Messe eigens für »Frei von«-Lebensmittel statt, Berlin zieht 2015 mit der »Allergy & Free From Show« nach. Liest man die Pressemitteilungen der Brüsseler Messeveranstalter, meint man die Euphorie von Goldgräbern zu spüren: zweistellige Zuwachsraten in Europa und Übersee ... erst die Spitze des Eisbergs ... dynamische Entwicklung in den nächsten Jahren ... Profitsteigerung von 50 Prozent ... Grund zur Freude. Dass die Unternehmen ihre Produkte, die frei von Gluten oder Laktose sind, auch Gesunden andrehen, für die diese überflüssig sind, klingt aus ihrer Sicht so: Auch Menschen ohne Intoleranzen wollen die neuen Lebensmittel, die Hersteller akzeptieren dieses Bedürfnis und tun den Kunden den Gefallen, ein Sortiment bereitzustellen.[32]

Verbraucherschützer haben da allerdings noch ein paar Anmerkungen. Die Lebensmittel mit den sauberen Etiketten sehen sie als reines Marketinginstrument: »Eine höhere Produktqualität ist nur selten erkennbar«, urteilen die deutschen Verbraucherzentralen nach einer Marktanalyse. »Ohne geschmacksverstärkende Zusatzstoffe« – mit dieser Formulierung verkaufen Hersteller ihre Suppen und Fertiggerichte als natürlich. Dass sie meist nicht einfach schreiben »ohne Geschmacksverstärker«, hat einen Grund: Oft verzichten sie zwar auf Mononatriumglutamat, das bei den Kunden verpönt ist, verwenden stattdessen aber Hefeextrakt, auch in Bioprodukten. Für die Hersteller hat das den Vorteil, dass sie keine abschreckende E-Nummer auf der Packung angeben müssen, denn Hefeextrakt dürfen sie als normale Zutat auflisten. Obwohl Hefeextrakt relativ natürlich klingt, wirkt es auch geschmacksverstärkend und enthält Glutamat, das mit dem Zusatzstoff chemisch identisch ist.[33] Auch die Auslobung »ohne künstliche Farbstoffe« ist nach Ansicht der Verbraucherzentralen oft nichts wert: Getestete Schoko-Erdnüsse mit dem Hinweis enthielten eine ganze Reihe von Farbstoffen, die zunächst natürlich klingen. Eine klare Abgrenzung zwischen künstlich und natürlich sei aber nicht möglich, sagen die Verbraucherschützer. Manche der angegebenen Stoffe seien mit Kupfer chemisch angereichert.[34]

Noch absurder sind die »Frei von«-Versprechen, wenn die Hersteller sich selbst dafür loben, dass sie einen Stoff weggelassen haben, den sie in dem Produkt ohnehin nicht verwenden dürfen. So preisen sie auch Minipizzen, fertige Spaghetti bolognese und Schinkensalat als »frei von künstlichen Aromen« an, obwohl diese das laut Aromenverordnung sein müssen. Aber der Hinweis auf der Packung verunsichert einen, wenn man vor dem Regal steht: Vielleicht sind diese chemischen Stoffe in den anderen Minipizzen oder Fertig-Spaghetti drin? Zur Sicherheit lieber die ohne nehmen. Und dabei sagt der Hinweis nicht mehr aus, als wenn die Hersteller geschrieben hätten »ohne Altöl« oder »frei von Rattengift«. Aber wir lassen uns nicht davon abhalten, an die besonders hohe Qualität hinter dem Zauberwort »ohne« zu glauben – und schreiben den Produkten sogar weitere positive Eigenschaften zu. Die Aussage »frei von Geschmacksverstärkern« entzückt die Mehrheit der Deutschen so sehr, dass sie irrtümlicherweise annimmt, es seien auch keine Aromastoffe drin.[35]

Warum zahlen wir bereitwillig das Doppelte oder Dreifache für Clean-Label-Produkte? Die klugen Marketingstrategen der Unternehmen wissen genau, dass die Ernährung heute mehr für uns ist als bloße Nahrungsaufnahme – dass wir mit ihr unseren Körper und unsere Seele pflegen, dass sie als Statussymbol und zur Abgrenzung von anderen dient und dass wir sie zu einer Ersatzreligion erhoben haben. Dieses Wissen machen sie sich zunutze, um uns die Erfüllung unserer Bedürfnisse zu versprechen und uns die Produkte zu verkaufen. Das irische Unternehmen Bfree stellt Brot her und bewirbt es als »Guilt Free« – frei von Schuld, weil es wenige Kalorien enthält und kein Gluten.[36] Frei von Gluten, frei von Schuld, das passt zu den Erlösungsfantasien, die natürliche, pure Lebensmittel in uns anregen sollen. Auch in den Werbefilmen für MinusL werden laktosefreie Milchprodukte als besonders rein und leicht dargestellt – wer sich so frei von allem Bösen ernährt, häuft gar nicht erst Ernährungssünden an, die er schwer tragen und später mit aufwendigen Detox-Kuren wieder loswerden muss. Auch die Einteilung in die Kategorien bewusst und unbewusst und die damit verbundene Wertung nutzen die Marketingexperten, wie zum Beispiel die Produktbeschreibung eines Joghurts zeigt: »Die Ehrmann LACTO Zero-Produkte schmecken cremig-lecker und sind in erster Linie natürlich für alle Personen geeignet, die zwar Laktose vermeiden müssen, dabei jedoch nicht auf den vollen Genuss verzichten möchten. Darüber hinaus sprechen sie aber auch viele Menschen an, die sich gerne bewusst ernähren, denn sie sind laktose- und glutenfrei.«[37]

Im Umkehrschluss suggeriert das: Wer noch den ordinären Joghurt mit Laktose vertilgt, kümmert sich wohl nicht besonders um seinen Körper – und lässt sich womöglich auch sonst gehen. Längst muss nicht mehr nur die Nahrung frei von Gluten sein. Wer bewusst mit sich umgeht, bereinigt immer weitere Lebensbereiche von dem Stoff. Und schmiert sich mit glutenfreier Körperlotion ein.[38]

Nachfolger für Diätprodukte gesucht

Vor ein paar Jahren entstand im Bereich der Lebensmittel mit Gesundheitsversprechen eine Lücke. Diätprodukte für Diabetiker hatten lange in der Kritik gestanden. Zwar enthielten sie weniger Zucker, dafür aber oft mehr Fett und insgesamt mehr Kalorien, was für Diabetiker und andere Kunden, die mit den Produkten abnehmen wollten, äußerst ungünstig war. Wegen dieser Irreführung wurden Lebensmittel mit dieser Auszeichnung verboten, bis 2012 durften die Bestände noch verkauft werden.[39] »Nach dem Verbot vieler Diabetikerprodukte«, erklärt Silke Schwartau von der Verbraucherzentrale Hamburg, »suchten die Lebensmittelkonzerne nach neuen Produkten, die sie als gesund anpreisen und teurer verkaufen konnten – so verfielen sie auf die ›Frei von‹-Nahrungsmittel.«

Im selben Jahr wurden die meisten Health Claims, also Gesundheitsversprechen, auf Packungen verboten.[40] Hersteller dürfen seitdem probiotische Joghurts nicht mehr mit dem Hinweis »aktiviert die Abwehrkräfte« verkaufen, nicht mehr zulässig sind zum Beispiel auch diese Aussagen: »Cranberrys unterstützen eine gesunde Blasenfunktion«, »Vitamin C steigert die Aktivität der Immunzellen« und »Das Antioxidans Lycopin ist dem Betacarotin noch überlegen. Es trägt zum Schutz der Haut vor UV-Strahlen bei«.[41] Nachdem die Industrie uns nun nicht mehr damit locken konnte, ein Mehr an Probiotika, Vitaminen oder Antioxidantien, an Mineralien oder Spurenelementen mache uns besonders gesund, änderte sie ihre Strategie radikal: Von nun an sollten wir an die heilende Wirkung des Weniger glauben. Das war ein ziemlich genialer Zug, zumal die Kunden durch die nicht mehr abreißende Kette der Lebensmittelskandale zunehmend ihren Glauben an die Hersteller verloren. Auch die Zusatzstoffe in Fertigessen gerieten immer heftiger in die Kritik. So setzte sich langsam die Annahme durch: Wo weniger drin ist, lauert auch weniger Gefahr. Die Rewe-Marke »Frei von« beispielsweise ging wohl nicht zufällig 2012 an den Start, im Jahr der Verbote. Der Lebensmittelindustrie gelang es so, aus der Skepsis der Verbraucher, die sie selbst verschuldet hatte, ein neues Marketingkonzept zu entwerfen – und genau der Zielgruppe, die sie gegen sich aufgebracht hatte, neue Produkte mit einem Gesundheitsversprechen zu verkaufen, und zwar zu einem gehobenen Preis.

Nicht als Folge von Nachfrage entsteht der permanent wachsende Markt an Spezialnahrungsmitteln, sondern durch die künstliche Schaffung neuer Bedürfnisse: Dem neu ersonnenen Produkt folgt die Bedarfsweckung beim Kunden. In einer launigen Nachricht, die Rewe zum Start der »Frei von«-Marke auf Facebook postete, ist von Menschen mit echter Zöliakie und echter Laktoseintoleranz erst gar nicht die Rede: »Laktosefrei, Glutenfrei, Sorgenfrei. ›REWE frei von‹ ist genau das Richtige für alle Ernährungssensiblen. Vielfältig, günstig und da erhältlich, wo ihr ohnehin einkauft: bei REWE. Tschüss teures Reformhaus, tschüss Laktose, tschüss Gluten. Hallo ›REWE frei von‹!«

Dem sensiblen Käufer nähern sich manche Hersteller sogar im Gewand des Gesundheitsberaters: Die Internetseite *laktoseintoleranz-hilfe.de* informierte vermeintlich objektiv über diese Unverträglichkeit. Bis zum April 2013 führte ein Link von der Seite direkt zum Angebot der Marke MinusL. Urheber der Seite war die HVG-Süd Handels- und Vermittlungs-GbR. Deren Adresse und Telefonnummer stimmten allerdings mit jener der Molkerei Omira überein, zu der die Marke MinusL gehört. Nachdem die Verbraucherzentrale Hamburg diese Täuschung öffentlich gemacht hatte, wurde die Internetseite abgeschaltet.

Auch das Onlineportal *Zentrum der Gesundheit* wirkt auf den ersten Blick unabhängig, ist aber in eigener Sache unterwegs. Der Leser erfährt hier, viele Menschen litten nach dem Verzehr von Weizenprodukten an einem »verkleisternden Gefühl im Verdauungstrakt«. Moderner Weizen sei »chronisches Gift« und schuld an der »Verfettung der westlichen Gesellschaft«, schreiben die Autoren und berufen sich dabei auf das Alarmbuch *Weizenwampe* von William Davis.[42] In einem anderen Artikel schürt das Portal weiter Panik: »Wenn man – meist kurze Zeit nach dem Essen – das Gefühl hat, das eigene Gehirn befinde sich in einem Nebel, wenn man sich einfach nicht konzentrieren und auch nicht mehr klar denken kann, wenn man sich fühlt, als habe man Drogen genommen, obwohl das keineswegs der Fall war, dann ist man nicht unbedingt in der Anfangsphase einer Demenz oder gar geisteskrank. Es könnte ganz einfach eine Glutenunverträglichkeit dahinterstecken.« Die Symptome des Phänomens »Brain Fog« erinnerten an Alzheimer und Depressionen, warnen die Autoren hysterisch und geben sich kritisch – von der »Schulmedizin« werde das Problem ignoriert.[43] Wozu die Panikmache tatsächlich dient, offenbart die Anzeigenleiste neben dem Artikel. Dort wird für Braunhirse-Flakes, Quinoa-Fertiggerichte und Buchweizenbrot geworben. Alles glutenfrei, und alles gleich im Shop des Portals zu kaufen. Diese

Strategie scheint im *Zentrum der Gesundheit* System zu haben: Die Verbraucherzentrale Hamburg, die das Portal geprüft hat, kritisiert eine einseitige Berichterstattung über kontroverse Themen. So behaupte das Portal, Vitamin D schütze erwiesenermaßen vor Krebs, der Süßstoff Aspartam dagegen erhöhe das Risiko für die Krankheit. Passenderweise fanden die Verbraucherschützer dann auch in der Leiste mit Produkttipps und im Shop Angebote für Vitamin-D-Pillen und den alternativen Süßstoff Stevia.[44] Alarmrufe sind also manchmal einfach nur lukrativer als langweilige Fakten.

Weiterhin wird munter durcheinandergeworfen, ob jemand an Zöliakie leidet, vermutlich sensibel auf Gluten reagiert oder nur an die allgemein lebensverbessernde Wirkung einer glutenfreien Ernährung glaubt. Die Anbieter können sich inzwischen eigentlich zurücklehnen. Sie haben ihre Sache gut gemacht, es rollt. Das Onlineportal *Glutenista* richtet sich an Patienten, aber auch an alle, die sagen: »Ich fühle mich besser ohne Weizen.« Glutenista klingt wie das Sprachrohr einer unterdrückten Minderheit: »Seid stolz auf euer glutenfreies Ich«, heißt es da, die Rede ist sogar von »Empowerment« für einen glutenfreien Lebensstil. Die Glutengläubigen kämpfen inzwischen ganz selbstständig für ihre Sache. Auch der Tennisspieler Novak Djokovic, der sich erst eine Glutensensitivität diagnostizieren ließ, um dann in seinem Buch nicht nur anderen Sensiblen, sondern allen seine Ernährungstipps ans Herz zu legen, heizte die Nachfrage nach dem glutenfreien Leben an. Seine Familie hatte früher ein Pizzarestaurant, was in einem gewissen Widerspruch zur Botschaft des Sohns stand. Inzwischen hat die Familie in Serbien erfolgreich eine Restaurantkette eröffnet, die glutenfreies Essen anbietet, für Djokovic ein Happy End.

Auf Facebook gibt es jetzt sogar die Gruppe »Glutenfree Singles«, ein Datingportal für Freunde des glutenfreien Lebensstils. Gleich von vornherein einen »Frei von«-Partner auszusuchen erleichtert den gemeinsamen Alltag. Doch es geht um mehr: Glutenfreie Männer und Frauen werden glutenfreie Kinder zeugen, glutenfreie Autos fahren, in glutenfreien Städten leben. Und weiter für die Freiheit kämpfen.

Schluss – Einfach essen

Verrückte Zeiten: Unsere Esskultur zerfasert, jeder folgt einem persönlichen Speiseplan der für ihn zumutbaren Lebensmittel. Selbst die Katze von heute speist glutenfrei, wählen kann sie schon zwischen den im Handel erhältlichen Sorten Rind mit Buchweizen und Huhn mit Amaranth. Gemeinsame Abendessen werden in absehbarer Zeit wohl nur noch möglich sein, wenn sich alle Ohne-Esser auf den kleinsten gemeinsamen Nenner einigen, Rote-Bete-Salat vielleicht oder Quinoa mit Kürbis nach dem Rezept von Gwyneth Paltrow. Da müssen wir dann eben durch. Die Ausbreitung der vermeintlichen Unverträglichkeiten ist insofern vielleicht nicht gerade lustbetont, aber erst einmal nicht weiter schlimm.

Problematisch dagegen ist das Geschäft mit der Angst – rund um die neuen Empfindlichkeiten ist ein ganzer Markt entstanden. Auf der einen Seite stehen Industrie, ominöse Heiler und Alarmrufer, auf der anderen die Gesundheitsbewussten mit ihren Bedürfnissen und Sorgen. Hobby-Wissenschaftler stellen in ihren Ratgebern die wildesten Thesen auf und machen harmlose Frühstücksbrötchen zu Killern. Studien biegen sie so zurecht, dass diese wie Beweise erscheinen, und scheuchen mit ihren gut verkauften Büchern Tausende Leser auf. Welche Lebensmittel das Böse repräsentieren, ändert sich von Zeit zu Zeit. Während vor einigen Jahrzehnten noch Fett verdammt wurde, kann man sich heute praktisch eine beliebige Krankheit von Diabetes bis zu Alzheimer aussuchen – und sicher sein, dass es irgendwen gibt, der Weizen dafür verantwortlich macht. Auch mit Tests auf Unverträglichkeiten lässt sich gut verdienen. Manche Heilpraktiker, Labore und sogar Ärzte testen ihre Patienten eifrig auf Allergien und Intoleranzen, oft mit absurden Methoden: Die Speichelproduktion, wenig aussagekräftige Antikörper oder Energieströme müssen zur Diagnose herhalten. Bestsellerautoren und sonstige Ernährungspolizisten verordnen dann oft strenge Diäten. Wer nur auf genug Nahrungsmittel verzichte, werde mit Gesundheit und Wohlbefinden belohnt, versichern sie.

Dabei sind gerade die absoluten Ernährungslehren oft sogar gesundheitlich ungünstig, zum Beispiel die der Low-Carb-Prediger, die zu sehr viel Fleisch und Fett raten. Skepsis ist auch angebracht, wenn selbsternannte Mediziner behaupten, mit ihren Tests und den darauf basierenden Diäten könnten sie etliche verschiedene Leiden beseitigen. Geschichten von Wunderheilungen, mit denen die Anbieter ihre Methoden schmücken, mögen beeindrucken, sagen in Wirklichkeit aber gar nichts aus. Da ist es sinnvoll, insbesondere die Tests und Ernährungslehren, die mit den ganz großen Versprechen verkauft werden, erst einmal genau zu prüfen.

Den Wust an Verboten und Tabus haben wir so bereitwillig in unseren Alltag integriert, dass wir es für selbstverständlich halten, wie viel Lebensqualität dadurch verloren geht.

Wer das Essen auf eine Methode zur Gesundheitsgestaltung reduziert, unterwirft es einem Zweck: Raw Food, Paläo oder Glutenfrei dienen dazu, den Körper jung und stark zu halten. Dinge zu tun, um etwas anderes zu erreichen, sind wir in unserer Selbstoptimierer-Welt gewohnt. So wie wir ins Fitnessstudio gehen, um abzunehmen, einen Rhetorikkurs machen, um uns im Office besser durchzusetzen, und das Sabbatical in den USA verbringen, um die Sprachkenntnisse wiederzubeleben. Das kann man ja machen, nur wenn man alles immer für einen Zweck tut, geht leicht etwas verloren – und das gilt besonders für die Ernährung. Wer das Essen zweckoptimiert, nimmt ihm das, was es noch sein kann, wenn man es einfach um seiner selbst willen tut. Gerade das Essen lädt uns doch dazu ein, das Prinzip »Um zu« mal beiseitezulassen und stattdessen das Prinzip »Weil« auszuprobieren. Essen, *weil* man Appetit darauf hat, *weil* es großartig schmeckt oder *weil* man einen schönen Abend mit Freunden erleben will. Wahrscheinlich ist grundsätzlich sogar Rohkost mit dem Weil-Prinzip vereinbar, solange man die grünen Smoothies nicht nur trinkt, um Superkräfte zu bekommen, sondern (falls das möglich ist) weil man sie lecker findet. Und doch ist in den meisten Ratgebern und Onlineforen für Ohne-Esser vor allem von erhofften oder bereits eingetretenen Wirkungen die Rede.

Viele fühlen sich auch gar nicht so unbeschwert mit ihrer selbstauferlegten »Frei von«-Ernährung, weil sie immer auch Angst davor haben, was Schlimmes passieren könnte, wenn sie doch einmal gegen ihre Regeln verstoßen – und ein Glutenbrot essen oder ein nicht paläo-konformes Stück Käse. Gerade dann aber können die Tabus selbst zu Beschwerden führen, weil die Angst vor den verheerenden Folgen im Sinn einer sich selbst erfüllenden Prophezeiung reales Unwohlsein hervorrufen kann: Wer zum Beispiel überzeugt ist, dass Laktose ihm schadet und sie sich deshalb verbietet, dann aber – mit Schuldgefühlen – trotzdem einen Milchkaffee trinkt, kann durch den Noceboeffekt echte Bauchschmerzen bekommen. Für Kinder ist es oft sehr belastend, wenn ihre Eltern ihnen sogar Grundnahrungsmittel verbieten – im festen Glauben, damit etwas Gutes zu bewirken. Ärzte sehen in ihren Praxen Kinder, die durch zu strenge Diäten an Mangelernährung leiden. Hier kann die Angst, die Alarmisten schüren, tatsächlich Schaden anrichten.

Dass so viele, die gar keine echten Unverträglichkeiten haben, sich den ganzen Quatsch einreden lassen, liegt daran, dass die Ratgeber, Heiler und Unternehmen unsere grundlegenden Zwänge und Sehnsüchte sehr gut kennen und bedienen. Wir sind heute dazu aufgerufen, für unsere Gesundheit zu sorgen. Sich selbst fit und leistungsfähig zu halten ist ein Ideal. Da haben Ernährungsgurus leichtes Spiel, wenn sie konkrete Leitfäden anbieten und Großes versprechen. Wir meinen außerdem, einen Anspruch auf vollkommenes körperliches und seelisches Wohlbefinden zu haben. Sobald etwas zwickt, wollen wir den Zustand optimieren, statt ihn einfach hinzunehmen – geschäftstüchtige Heiler helfen gerne dabei. Die Ernährung nutzen wir auch, um etwas darzustellen: Wer Nahrungsmittel für sich und seine Kinder sorgfältig auswählt und bestimmte als unverträglich ablehnt, zeigt sich beherrscht, verantwortungsbewusst und reflektiert. Lebensmittelunternehmen wissen das und stellen eine große Auswahl an Produkten für die diversen Empfindlichkeiten bereit.

230

Wer diese Mechanismen durchschaut, kann sich auch ein wenig davon frei machen. Niemand muss permanent seine Gesundheit pflegen, gelegentliche Pausen von der Selbstfürsorge werden ja wohl erlaubt sein. Eltern tun ihren Kindern und deren Gesundheit den größten Gefallen, wenn sie sich nicht von überbesorgten anderen Eltern, unseriösen Ärzten oder Heilpraktikern zur angsterfüllten Askese drängen lassen, sondern ihren Kindern vorleben, dass Essen weder eine Bedrohung noch ein Wundermittel ist, sondern ganz einfach nährt, satt macht und schmeckt.

Wir sind heute schnell damit, für ein Unwohlsein Lebensmittel verantwortlich zu machen. Dabei erzählen Ärzte und Ernährungsberater, dass die Ursache dafür oft weniger darin liegt, was wir essen, sondern eher darin, wie wir essen – nämlich zwischendurch und gehetzt, mit übergroßem Misstrauen gegenüber den Lebensmitteln und mit schlechtem Gewissen, weil wir an den eigenen, oft übertrieben hohen Ansprüchen scheitern. Hingegen mit Ruhe, Gelassenheit und ohne Angst zu essen tut auch dem Körper gut. Eine simple Tatsache, die viele vergessen haben und deren Wiederentdeckung sich lohnt. Vielleicht hilft dabei eine einfache Rechnung: Würden wir all die Zeit, die wir damit verbringen, uns von der Ernährungspolizei verrückt machen zu lassen, für das Essen selbst aufwenden, wäre doch schon viel gewonnen.

Warum fangen wir nicht damit an, unsere überzogenen Erwartungen an die Ernährung etwas herunterzuschrauben? Die großen Heilsversprechen erfüllen sich doch eh nicht. Wir könnten uns stattdessen an den wenigen gesicherten Erkenntnissen der Wissenschaft orientieren und mal mehr, mal weniger danach leben. Wir könnten hinnehmen, dass die Forschung nicht alle Fragen beantworten kann und nicht das eine Rundum-sorglos-Programm bietet, das auch noch garantiert schlank, schön und glücklich macht. Wenn wir die Ungewissheit aushalten würden, die damit verbunden ist, dass die Wissenschaft nicht die eine Wahrheit verkündet, sondern immer nur einen vorläufigen Stand des Wissens, wären wir gleich weniger anfällig für die Panikmache der Alarmisten. Und könnten einfach essen, mit Gluten, ohne Angst.

Auch die hohen Ansprüche, die wir selbst an unsere Ernährung haben (und ohnehin nicht erfüllen), könnten wir ein wenig lockern. Das ist natürlich kein Aufruf dazu, sich gehenzulassen und nur noch Fast Food zu essen. Gleichgültigkeit führt sicher nicht zu einer gelassenen, genussvollen Ernährung – verkrampfter, an Verboten orientierter Übereifer aber auch nicht.

Gegen den Wechsel von vernünftigen und weniger vernünftigen Phasen ist doch nichts einzuwenden. Deshalb brauchen wir nach kleinen Ausbrüchen, ob einzelnes Weizenbrötchen oder Orgie, auch kein schlechtes Gewissen zu haben. Damit machen wir uns die schönen und notwendigen Unterbrechungen nur im Nachhinein mies. Wir müssen keine Buße leisten. Schon gar nicht in Form von angeblich entgiftenden Vitaminkuren und Fußpflastern. Und wer sich vom Detoxen absolut nicht abhalten lässt, könnte zumindest danach für seine seelische Ausgeglichenheit ein wenig retoxen. Dazu eignen sich ausgezeichnet Pommes und Schnaps.

Den Mitarbeiterinnen und Mitarbeitern vom Hoffmann und Campe Verlag, Daniel Graf, Andrea Selinger, Sigrun Meyer, Wiebke Trittin, Stefanie Schramm, meinem Büro, meiner Mutter und meinem Vater:

DANKE.

Anmerkungen

Einleitung

1 http://www.spiegel.de/gesundheit/ernaehrung/gluten-laktose-histamin-23-prozent-klagen-ueber-unvertraeglichkeiten-a-975015.html

2 CC Roehr et al., Food allergy and non-allergic food hypersensitivity in children and adolescents. In: Clin Exp Allergy, 2004 Oct; 34 (10): 1534–41. http://www.ncbi.nlm.nih.gov/pubmed/15479267

3 https://www.npd.com/perspectives/food-for-thought/gluten-free-2012.html

WIR SENSIBELCHEN

1 http://eatsmarter.de/ernaehrung/news/chia-samen

2 Aproxima, Agentur für Markt- und Sozialforschung Weimar, Zweit-evaluation der Bekanntheit des Bundesinstituts für Risikobewertung. Weimar 2008, S. 22.

3 http://www.efsa.europa.eu/en/riskperception/docs/riskperception-report_de.pdf, S. 25.

4 Das is(s)t Qualität. Auszüge aus der Nestlé_Studie 2012, S. 5.

5 Gaby-Fleur Böl (Bundesinstitut für Risikobewertung), Wahrnehmung von Ernährungsrisiken. In: Ernährung und Medizin, 2010; 25: S. 119–122.

6 http://onlinelibrary.wiley.com/doi/10.1002/3527600418.
mb14178d0022/full

7 https://www.maggi.de/ueber-maggi/historie

8 http://www.bvl.bund.de/SharedDocs/Downloads/04_Pflan-
zenschutzmittel/01_zulassungsberichte/006910-00-00.pdf?__
blob=publicationFile&v=4

9 http://www.hypo-a.de/lexikon-nahrungsergaenzung/lexikon-der-
mineralstoffe.html

10 Gunther Hirschfelder, Europäische Esskultur. Frankfurt a. M. 2005, S. 23.

11 http://www.nytimes.com/2009/04/21/science/21conv.
html?pagewanted=all&_r=0

12 George C. Frison, Survival by Hunting. Prehistoric Human Predators and
Animal Prey. Berkeley 2004, S. xiii.

13 Frison 2004, S. 225.

14 Marcel Kornfeld, George Frison, Mary Lou Larson, Prehistoric Hunter-
Gatherers of the High Plains and Rockies. Third Edition. Walnut Creek
2010, S. 208.

15 Kornfeld et al. 2010, S. 359–361.

16 http://www.deutsches-museum.de/fileadmin/Content/data/020_Doku-
mente/040_KuT_Artikel/2005/29-3-44.pdf

17 http://www.bfr.bund.de/de/fragen_und_antworten_zu_hormonen_in_
fleisch_und_milch-190401.html#topic_190412

18 http://www.bvl.bund.de/SharedDocs/Downloads/01_Lebens-
mittel/nbpsm/01_nbpsm_2011/psmr-2011-DE-EU-DS.pdf?__
blob=publicationFile&v=2

19 http://www.lgl.bayern.de/lebensmittel/chemie/pflanzenschutzmittel/
pestizide_pflanzlich_lm/ue_2012_pflanzliche_lebensmittel.htm

20 http://www.bfr.bund.de/de/presseinformation/2011/A/chemische_
lebensmittelsicherheit-59391.html

21 Sebastian Herrmann, Gift für alle. In: Süddeutsche Zeitung, 22. 3. 2014.

22 M. Freeman, Reconsidering the effects of monosodium glutamate: A literature review. In: Journal of the American Academy of Nurse Practitioners, 2006;18:482–486. http://onlinelibrary.wiley.com/doi/10.1111/j.1745–7599.2006.00160.x/ abstract;jsessionid=F2414BCE6CC98F1A20 DE 6378734DD7EA.d02t01

23 RS Geha et al., Review of alleged reaction to monosodium glutamate and outcome of a multicenter double-blind placebo-controlled study. In: J Nutr, 2000; 130 (4S Suppl): 1058S-1062S. http://www.ncbi.nlm.nih.gov/pubmed/10736382

24 Widharto Prawirohardjono et al., The Administration to Indonesians of Monosodium L-Glutamate in Indonesian Foods: An Assessment of Adverse Reactions in a Randomized Double-Blind, Crossover, Placebo-Controlled Study. In: J Nutr, 2000; 130: 1074S-1076S. http://jn.nutrition.org/content/130/4/1074.full.pdf

25 S. Jinap, P. Hajeb, Glutamate. Its applications in food and contribution to health. In: Appetite, 2010 Aug; 55(1): 1–10. http://www.ncbi.nlm.nih.gov/pubmed/20470841

26 http://www.fda.gov/food/ingredientspackaginglabeling/foodadditivesingredients/ucm328728.htm

27 Gunther Hirschfelder, Das Bild unserer Lebensmittel zwischen Inszenierung, Illusion und Realität. In: Stefan Leible (Hg.), Lebensmittel zwischen Illusion und Wirklichkeit, Bayreuth 2014, S. 9.

28 Hirschfelder 2005, S. 254.

29 http://www.bpb.de/nachschlagen/zahlen-und-fakten/soziale-situation-in-deutschland/61547/lebenserwartung

30 http://www.vegetarierstudie.uni-jena.de/

31 Margitta Worm et al., Nahrungsmittelallergie infolge immunologischer Kreuzreaktivitäten mit Inhalationsallergenen. In: Allergo Journal International, 2014; 23: 1. http://www.awmf.org/uploads/tx_szleitlinien/061–019 _S1_Nahrungsmittelallergie_Kreuzreaktivitäten_Inhalationsallergenen_2013–08.pdf

32 http://www.dge.de/modules.php?name=News&file=print&sid=1311

33 http://www.rki.de/DE/Content/Kommissionen/UmweltKommission/
Aktuelle_Informationen/Downloads/stellungnahme_hygienehypothese.
pdf?__blob=publicationFile

34 http://dgaki.de/wp-content/uploads/2010/05/StellungnahmeFruktose-
malabsorption2010.pdf

35 http://dgaki.de/wp-content/uploads/2010/05/StellungnahmeFruktose-
malabsorption2010.pdf

36 http://www.dgvs.de/fileadmin/user_upload/Leitlinien/Zoeliakie/021-
021l_S2k_Zoeliakie_05_2014.pdf

37 Detlef Schuppan, Klaus-Peter Zimmer, The Diagnosis and Treatment
of Celiac Disease. In: Deutsches Ärzteblatt international, 2013; 110(49):
S. 835.

38 Jessica Biesiekierski et al., Gluten causes gastrointestinal symptoms in
subjects without celiac disease: a double-blind randomized placebo-
controlled trial. In: Am J Gastroenterol, 2011 Mar; 106 (3): 508–14.
http://www.ncbi.nlm.nih.gov/pubmed/21224837

39 Jessica Biesiekierski et al., No Effects of Gluten in Patients With Self-
Reported Non-Celiac Gluten Sensitivity After Dietary Reduction of
Fermentable, Poorly Absorbed, Short-Chain Carbohydrates. In: Gastroenterology, 2013 August; Volume 145, Issue 2: 320–328. http://www.
gastrojournal.org/article/S0016–5085(13)00702–6/abstract

40 http://www.aerztezeitung.de/medizin/krankheiten/magen_darm/
article/854067/fodmap-studie-spezialdiaet-reizdarmbeschwerden.html

41 Imke Reese et al., Vorgehen bei Verdacht auf Unverträglichkeit gegenüber oral aufgenommenem Histamin. In: Allergo Journal, 2012; 21 (1):
22–28. http://dgaki.de/wp-content/uploads/2010/05/Leitlinie_Histami-
nunverträglichkeit2012.pdf

42 Roberto J. Rona et al., The prevalence of food allergy: A meta-analysis.
In: J Allergy Clin Immunol, 2007;120:638–46. http://www.researchgate.
net/publication/6208860_The_prevalence_of_food_allergy_a_meta-
analysis

43 CC Roehr et al., Food allergy and non-allergic food hypersensitivity in children and adolescents. In: Clin Exp Allergy, 2004 Oct; 34 (10): 1534–41. http://www.ncbi.nlm.nih.gov/pubmed/15479267

44 http://www.spiegel.de/gesundheit/ernaehrung/gluten-laktose-histamin-23-prozent-klagen-ueber-unvertraeglichkeiten-a-975015.html

45 https://www.google.de/trends/explore#q=gluten

46 http://www.onmeda.de/symptome/bauchschmerzen.html

47 Christiane Eichenberg, Elmar Brähler, Internet als Ratgeber bei psychischen Problemen. Bevölkerungsrepräsentative Befragung in Deutschland. In: Psychotherapeut, 2012. http://christianeeichenberg.de/wp-content/uploads/2011/07/REP_publiziert1.pdf

48 Ryen White, Eric Horvitz, Cyberchondria: Studies of the Escalation of Medical Concerns in Web Search. In: ACM Transactions on Information Systems, 2009 Nov; 27(4), Article 23. http://research.microsoft.com/apps/pubs/default.aspx?id=76529

49 TA Fergus, Cyberchondria and intolerance of uncertainty: examining when individuals experience health anxiety in response to Internet searches for medical information. In: Cyberpsychol Behav Soc Netw, 2013 Oct; 16 (10): 735–9. http://www.ncbi.nlm.nih.gov/pubmed/23992476

50 http://www.tk.de/tk/symptome-a-bis-z/b/bauchschmerzen/153658

WARUM WIR SO EMPFINDLICH GEWORDEN SIND

1 http://www.zeit.de/zeit-magazin/essen-trinken/2014-06/foodie-essen-fotografie-smartphone

2 Eva Barlösius, Soziologie des Essens. Weinheim 2011, S. 16.

3 Barlösius 2011, S. 32.

4 Barlösius 2011, S. 45.

5 Gunther Hirschfelder, Europäische Esskultur. Frankfurt a. M. 2005, S. 34.

6 Barlösius 2011, S. 16.

7 Anne Innis Dagg, The Social Behavior of Older Animals. Baltimore 2009, S. 17.

8 Claude Lévi-Strauss, Mythologica I. Das Rohe und das Gekochte. Frankfurt a. M. 1976, S. 191.

9 Richard Wrangham, Catching Fire. How Cooking Made Us Human. New York 2009, S. 14.

10 Hirschfelder 2005, S. 37.

11 Alexandra Dapper, Zu Tisch bei Martin Luther. Stuttgart 2008, S. 60.

12 Immanuel Kant, Anthropologie in pragmatischer Hinsicht, § 21, zitiert nach Barlösius 2011, S. 76.

13 Kant 1980, § 67, zitiert nach Barlösius 2011, S. 76.

14 Roel Hermans et al., Mimicry of Food Intake: The Dynamic Interplay between Eating Companions. In: PLoS One, 2012; 7 (2): e31027. http://www.plosone.org/article/info%3Adoi%2F10.1371 %2Fjournal. pone.0031027

15 Pierre Bourdieu, Die feinen Unterschiede. Frankfurt a. M. 1987, S. 104 und 105.

16 Bourdieu 1987, S. 44 und 45.

17 Nationale Verzehrstudie des Max-Rubner-Instituts von 2008; Studie »Iss was, Deutschland?« der Techniker Krankenkasse von 2013.

18 Barlösius 2011, S. 72.

19 Barlösius 2011, S. 60.

20 Friedrich Schorb, Fit for Fun? Schlankheit als Sozialprestige. In: Bettina Paul, Henning Schmidt-Semisch (Hg.), Risiko Gesundheit. Über Risiken und Nebenwirkungen der Gesundheitsgesellschaft. Wiesbaden 2010, S. 106.

21 http://sz-magazin.sueddeutsche.de/texte/bildergalerie/42074/7/Sagen-Sie-jetzt-nichts-Heiko-Maas#bild

22 http://news.bbc.co.uk/2/hi/asia-pacific/6205894.stm

23 Schorb 2010, S. 112 und 113.

24 Julie L. Hotchkiss, M. Melinda Pitts, Even One is Too Much: The Economic Consequences of Being a Smoker. Research Department Federal Bank of Atlanta 2014. http://economics.rutgers.edu/dmdocuments/ JulieHotchkiss.pdf

25 KE Giel et al., Stigmatization of obese individuals by human resource professionals: an experimental study. In: BMC Public Health, 2012 Jul 16; 12: 525. http://www.ncbi.nlm.nih.gov/pubmed/22800290

26 Schorb 2010, S. 106.

27 Henning Schmidt-Semisch, Bettina Paul, Risiko Gesundheit. Eine Einführung. In: Bettina Paul, Henning Schmidt-Semisch (Hg.), Risiko Gesundheit. Über Risiken und Nebenwirkungen der Gesundheitsgesellschaft. Wiesbaden 2010, S. 13.

28 Stephan Lessenich, Die Neuerfindung des Sozialen. Transcript 2009, zitiert nach Schmidt-Semisch 2010, S. 13.

29 Schmidt-Semisch 2010.

30 http://www.bosch-home.com/de/produkte/kühlen-und-gefrieren/kühl-schränke.html

31 http://www.itb-berlin.de/Presse-Service/Pressemitteilungen/ index. jsp?lang=de&id=330496

32 http://www.hamburg-singt.de/daskonzept

33 http://www.amorelie.de/dessous/

34 MG Marmot et al., Employment grade and coronary heart disease in British civil servants. In: J Epidemiol Community Health, 1978 Dec, 32 (4): 244–249. http://www.ncbi.nlm.nih.gov/pmc/articles/PMC1060958/

35 Michael Marmot et al., Work Stress and Health: the Whitehall II study. 2004, S. 6. http://www.ucl.ac.uk/whitehallII/pdf/Whitehallbooklet_1_.pdf

36 https://www.uni-due.de/unikate/ressourcen/pdf_dokumente/30/ EU_30_01.pdf, S. 12.

37 Johannes Hebebrand, Soll uns die Politik zum richtigen Essen erziehen? In: Zeit Wissen Ratgeber Ernährung, 2009; Nr. 1: S. 8.

38 Tanja Stelzer, »Warum soll ich das Kind quälen?«, Interview mit dem Psychiater Johannes Hebebrand. In: Die Zeit, 18. 6. 2014, S. W18.

39 http://www.spiegel.de/gesundheit/diagnose/brust-op-bei-angelina-jolie-viele-frauen-sind-besorgt-a-904556.html

40 Befragungen des Instituts für Demoskopie Allensbach im Auftrag des Lebensmittelkonzerns Nestlé aus den Jahren 2011 und 2012.

41 Max-Rubner-Institut für Ernährungsverhalten 2013.

42 Techniker Krankenkasse 2013.

43 Berechnungen des Robert-Koch-Instituts, Jahrbuch Sucht 2014.

44 Sven Stillich, Christoph Drösser, Der Arzt am Leib. In: Die Zeit, 11. 9. 2014, S. 38.

45 http://tedxtalks.ted.com/video/TEDxBrainport-2012-Kjeld-van-Bo

46 http://www.newscientist.com/article/dn23936-sensor-knows-when-youre-lying-through-your-teeth.html?cmpid=RSS%7CNSNS%7C2012GLOBAL%7Chealth#.UgDqieAjgaF

47 http://nikeinc.com/news/nike-evolves-justdo-it-with-new-campaign

48 Evangelos C. Rizos et al., Association Between Omega-3 Fatty Acid Supplementation and Risk of Major Cardiovascular Disease Events. A Systematic Review and Meta-analysis. In: JAMA, 2012; 308 (10): 1024–1033. http://jama.jamanetwork.com/article.aspx?articleid=1357266

49 http://www.ard.de/home/kultur/Die_Essensjuenger___Ernaehrung_als_Ersatzreligion/492422/index.html

50 http://www.bjvv.de/neuerscheinungen.aspx?language=de&ID=133

51 http://vegan-for-youth.de/

52 http://raw-living.de/high-vibrational-foods/3-immortals-super-powder-3oz-or-85g.html

53 http://www.flair-magazin.de/beauty/bikinibootcamp/artikel/10-weeks-body-change-woche-6-der-rotwein-rausch-und-der-elterntest.html

54 http://www.spiegel.de/gesundheit/ernaehrung/diaeten-low-carb-er-hoeht-risiko-fuer-herzinfarkt-und-schlaganfall-a-841072.html

55 Pagona Lagiou et al., Low carbohydrate-high protein diet and incidence of cardiovascular diseases in Swedish women: prospective cohort study. In: BMJ, 2012; 344: e4026. http://www.bmj.com/content/344/bmj.e4026

56 Jonathon P. Schuldt, Norbert Schwarz, The »organic« path to obesity? Organic claims influence calorie judgments and exercise recommendations. In: Judgment and Decision Making, 2010 June; Vol. 5, No. 3: 144–150. http://journal.sjdm.org/10/10509/jdm10509.pdf

57 JL o Wan-chen et al., You taste what you see: Do organic labels bias taste perceptions? Food Quality and Preference, 2013, 29(1): 33–39. http://foodpsychology.cornell.edu/outreach/organic.html

58 Jonathon Schuldt et al., The »Fair Trade« Effect: Health Halos From Social Ethics Claims. In: Social Psychological and Personality Science published online 3 January 2012. http://sitemaker.umich.edu/norbert.schwarz/files/12_spps_schuldt_et_al_fair_trade.pdf

59 http://www.vegetarierstudie.uni-jena.de/

60 https://www.vebu.de/themen/gesundheit/studien/330-charakteristika-einer-vegetarischen-lebensweise

61 http://www.gu.de/buecher/bewusst-gesund-leben/gesunde-ernaehrung-abnehmen/651019-vegan-fuer-einsteiger/

62 http://www.bjvv.de/neuerscheinungen.aspx?language=de&ID=133

63 http://www.ard.de/home/kultur/Die_Essensjuenger___Ernaehrung_als_Ersatzreligion/492422/index.html

64 David Perlmutter mit Kristin Loberg, Dumm wie Brot. Wie Weizen schleichend Ihr Gehirn zerstört. München 2014, S. 36.

65 http://www.body-detox.com/de/body_detox.html

66 Barbara Höfler, Relax-Terror. In: Neon, 1. 8. 2011, S. 30.

67 http://www.zukunftsinstitut.de/verlag/zukunftsdatenbank_detail?nr=12

68 Elisabeth von Thadden, Bin das wirklich ich? In: Die Zeit, 14. 8. 2014, S. 29.

69 http://www.bptk.de/aktuell/einzelseite/artikel/trauer-ist-k.html

70 http://www.dgppn.de/fileadmin/user_upload/_medien/download/pdf/ stellungnahmen/2013/DGPPN-Stellungnahme_DSM-5_Final.pdf

DAS GESCHÄFT MIT DER ANGST

1 http://www.histaminintoleranz.ch/therapie_ernaehrungsumstellung. html

2 http://www.alles-essen.at/service/toleranztest/intoleranztest/

3 http://gut.bmj.com/content/53/10/1459.abstract/reply

4 Jörg Kleine-Tebbe et al., Keine Empfehlung für IgG- und IgG4-Bestimmungen gegen Nahrungsmittel. In: Allergo Journal, 2009; 18: 267–73.

5 http://www.food-detective.de/

6 http://www.gesundinsleben.de/fuer-fachkraefte/handlungsempfehlungen/kleinkinder/allergische-und-nichtallergische-nahrungsmittelunver-traeglichkeiten/

7 David Perlmutter mit Kristin Loberg, Dumm wie Brot. Wie Weizen schleichend Ihr Gehirn zerstört. München 2014, S. 16–21.

8 William Davis, Weizenwampe. Warum Weizen dick und krank macht. München 2013, S. 167.

9 Davis 2013, S. 9.

10 Hans Hauner et al., Evidence-Based Guideline of the German Nutrition Society: Carbohydrate Intake and Prevention of Nutrition-Related Diseases. In: Annals of Nutrition & Metabolism, 2012;60(suppl 1): 1–58. http://www.karger.com/Article/FullText/335326

11 Joseph A. Murray et al., Effect of a gluten-free diet on gastrointestinal symptoms in celiac disease. In: The American Journal of Clinical Nutrition, 2004; vol. 79, no. 4: 669–673. http://ajcn.nutrition.org/content/79/4/669.full

12 Davis 2013, S. 63.

13 Suzanne M. de la Monte, Alzheimer's Disease Is Type 3 Diabetes-Evidence Reviewed. In: J Diabetes Sci Technol, 2008 Nov; 2 (6): 1101–1113. http://www.ncbi.nlm.nih.gov/pmc/articles/PMC2769828/

14 Perlmutter 2014, S. 37.

15 Anna Sapone et al., Spectrum of gluten-related disorders: consensus on new nomenclature and classification. In: BMC Medicine, 2012; 10:13. http://www.biomedcentral.com/1741-7015/10/13

16 Jessica Biesiekierski et al., No Effects of Gluten in Patients With Self-Reported Non-Celiac Gluten Sensitivity After Dietary Reduction of Fermentable, Poorly Absorbed, Short-Chain Carbohydrates. In: Gastroenterology, 2013 August; Volume 145, Issue 2: 320–328. http://www.gastrojournal.org/article/S0016-5085(13)00702-6/abstract

17 Perlmutter 2014, S. 285.

18 http://store.drperlmutter.com/collections/

19 http://www.gesundheits-lexikon.com/GehirnNerven-Psyche/Multiple-Chemical-Sensitivity-MCS-/

20 http://toxcenter.org/artikel/MCS-und-Alzheimer-vermeidbare-Hirn-zerstoerung.php

21 http://www.aerzteblatt.de/archiv/32993/Multiple-Chemical-Sensitivity-Eine-Darstellung-des-wissenschaftlichen-Kenntnisstandes-aus-arbeits-medizinischer-und-umweltmedizinischer-Sicht

22 https://www.aerzteblatt.de/pdf/95/3/a91-4.pdf

23 http://www.dfg.de/download/pdf/dfg_im_profil/reden_stellungnahmen/2005/sklm_glutamat_2005_dt.pdf

24 http://www.aerzteblatt.de/archiv/3908/Pilze-im-Gastrointestinaltrakt-Vom-Mythos-der-Candida-Besiedelung

25 http://germanygoesraw.de/rohkost-versand/gourmet-zubereitung/

26 http://www.nestle.com.br/PortalNestle/parquedasaguas/htm/
produtos-portfoliomarca.html

27 http://kfi.kampffmeyer.com/sites/kfi.kampffmeyer.faktor3server.de/
files/attachments/1_pi_kfi_cleanlabelstudy_english_final.pdf

28 http://www.vzhh.de/ernaehrung/257198/laktosefrei-glutenfrei-eine-
werbestrategie.aspx

29 https://www.npd.com/perspectives/food-for-thought/gluten-free-2012.
html

30 http://www.foodingredientsfirst.com/news/Innova-Market-Insights-
Free-From-Foods-Move-Into-the-Mainstream.html

31 http://www.vz-nrw.de/mediabig/222995A.pdf

32 http://www.freefromfoodexpo.com/press-overview/#78

33 https://www.test.de/GeschmacksverstaerkerGetarntes-Glut-
amat-1662509-0/

34 http://www.vzhh.de/ernaehrung/79030/Täuschende%20Clean%20
Label%20Auslobungen%2027_09_10.pdf

35 Anke Zühlsdorf et al., Aufmachung und Kennzeichnung von Lebensmitteln aus Sicht der Verbraucher: Empirische Untersuchungsbefunde
im Rahmen des Projekts »Fokusgruppen und Verbraucherbefragungen
als begleitende Verbraucherforschung zum Internetportal *www.lebens-
mittelklarheit.de* der Verbraucherzentralen und des Verbraucherzentrale
Bundesverbands«, 2013, S. 47.

36 http://www.bfreefoods.com/

37 http://www.ehrmann.de/produkte/lacto-zero/die-marke-lacto-zero.
html

38 https://www.mysalifree.com/produkt/koerperlotion/

39 http://www.diabetes-heute.uni-duesseldorf.de/news/index.
html?TextID=3825

40 http://www.bmel.de/DE/Ernaehrung/Kennzeichnung/Allgemeine_
Kennzeichnungsvorschriften/_Texte/NaehrwertinformationenHealth-
Claims.html

41 http://www.bvl.bund.de/DE/01_Lebensmittel/04_AntragstellerUnter-
nehmen/01_HealthClaims/liste13/lm_healthclaims_ws9_empfehlung1_
basepage. html?nn=1406586

42 http://www.zentrum-der-gesundheit.de/weizen-gluten-uebergewicht-ia.
html

43 http://www.zentrum-der-gesundheit.de/gluten.html

44 http://www.vzhh.de/ernaehrung/308756/Website%20Check%20Unter-
suchungsergebnisse%20Tabelle.pdf

Register

»Fantastische Geschichten aus den Küchen dieser Welt, mitreißend und erhellend.« *Yotam Ottolenghi*

Mina Holland nimmt uns mit auf eine höchst abwechslungsreiche kulinarische Reise rund um den Globus: Sie klärt uns auf über die Speisepläne in Ost und West, in Nord und Süd, weiß von der Historie der Sojabohne ebenso kenntnisreich zu erzählen wie von den verschiedenen Spielarten der Chilischote. Und das Beste: Wir dürfen in viele fremde Töpfe schauen. Dieser liebevoll gestaltete Reiseführer ist Kulturgeschichte des Essens, Anekdoten- und natürlich Rezeptesammlung in einem und damit auf dem Nachttisch genauso so gut aufgehoben wie neben dem Herd.

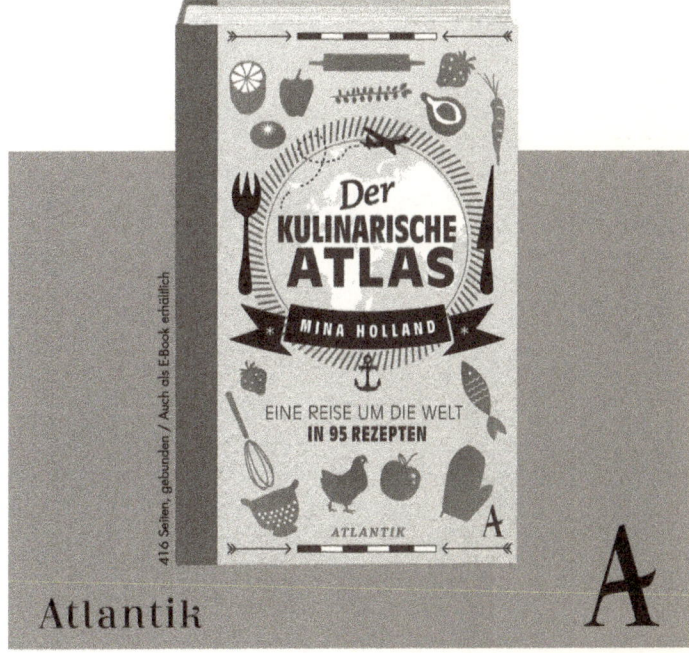

416 Seiten, gebunden / Auch als E-Book erhältlich

Atlantik

Haushalt mit Stil

Unser Zuhause ist der wichtigste Ort in unserem Leben. Doch ständig tauchen neue Fragen auf: Wie pflege ich meine Handtaschen und Designermöbel? Und welche Drinks sollte man unbedingt mixen können? Linda-Luise Bickenbach hat international renommierte Fach- und Stilexperten befragt und praktische und unterhaltsame Erkenntnisse zum modernen Haushalt und Lifestyle gesammelt. Mit wunderbaren Illustrationen von Bente Schipp.

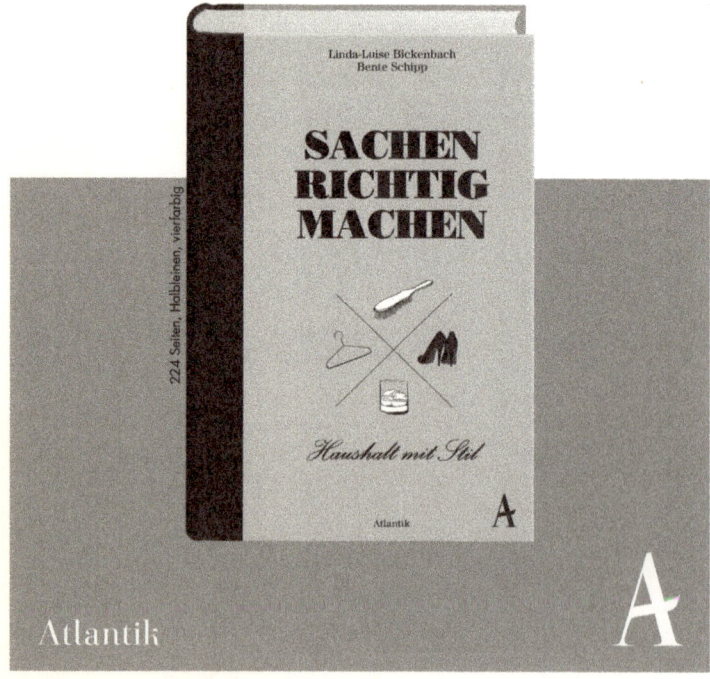